心の健康と文化

江畑敬介 著

星和書店

Seiwa Shoten Publishers

2-5 Kamitakaido 1-Chome
Suginamiku Tokyo 168-0074, Japan

まえがき

近年、心の健康についての関心が高まっている。しかし心の健康を定義することは容易ではない。それは文化を越えて普遍的に定義することが可能なのであろうか。また現代はストレス社会であり心の病気が増えていると言われているが、それは事実なのであろうか。あるいは心の病気や心の健康は異なる文化や時代によってどのように考えられて取り扱われてきたのであろうか。さらには心の健康とは心の病気がないことと同じ意味であると言えるのであろうか。

また一方、現代はたくさんの人々が文化を越えて移動している。このように文化を越えて移動することは、人々の心の健康にどのような影響を与えるのであろうか。

以上のように、心の健康についての数々の疑問が未解決のまま残されている。それらの疑問について主として文化精神医学の視点から論じたささやかな試みである。

本書は、私の最近の論文と講演内容を大幅に加筆修正したものである。

平成十五年一月

著者

目次

第一章　心の健康とは

一、はじめに

世界保健機関（ＷＨＯ）は、「健康」とは、「身体的、精神的、社会的に完全に良い状態であり、単に病気や虚弱がないことではない」としています。しかも「到達できる最高水準の健康を享受することは、人種、宗教、政治的信条、経済的ないし社会的状態のいかんを問わず、すべての人間の基本的人権のひとつである」としています。つまり健康を享受することは、私たちの基本的人権のひとつなのです。

「健康」がこのように定義されても、「心の健康」が明らかになったとは言えません。そこで「心の健康」について、少し考えてみたいと思います。

一般に人々は、ある人の言動に問題を感じた時に、正常か異常かと議論している場合があります。その場合に、正常か異常かの判断には、その議論している人々の考え方や感じ方からは理解しかねるとか、理解はできるが普通の人間の言動ではないとかといった根拠に基づいていると思われます。すなわち正常か異常かは、理解できない言動である、あるいは平均的人間の言動からずれているという判断に基づいていて、健康か不健康か、あるいは病気か病気ではないか、という根拠に基づいているわけではありません。このように正常か異常かは、健康か不健康か、あるいは病気か病気ではないか、ということとは別の次元の判断なのです。したがって異常な言動を示していても必ずしも病気であるとは言えません。逆に、病気であっても必ずしも常に異常な言動を示すとは限りません。

また普通の人の平均的言動からずれているからと言っても必ずしも病気であるとは

限りません。病気ではあっても、普通の人の平均的言動とずれのない場合があり、逆に、平均的に見て著しく逸脱した言動を示していても病気ではない場合も見られます。

二、心の病気は本当に現代に多いのか

一般に、現代社会はストレスが多く心の病気も多いと信じられていますが、果たして本当にそうなのでしょうか。

心の病気には、大きく分けると二種類あります。一つ目は、心理的あるいは社会的ストレスよりも脳の変化が主な原因と考えられている統合失調症や躁うつ病などです。これらの心の病気が現代になって多くなったとは考えられていません。二つ目は、脳の変化よりも心理的あるいは社会的ストレスが主な原因と考えられている適応障害や神経症あるいは心身症などです。これらの心の病気は、それぞれの時代において、その症状や現れ方が異なっていることは知られていますが、それら全体の発生頻度が増

加したとは必ずしも言えません。それぞれの時代には、それぞれの時代の心理的ストレスならびに社会的ストレスがあり、いつの時代にもその時々に生きる人々の不安や苦悩を反映した適応障害や神経症などがあったと思われます。狩猟や採集をしていた人々にとっては、その日の糧を得ることができるかどうかの不安や動物に襲われたりする不安などがあったに違いありません。農耕時代に生きた人々には、水田に引く水を争ったりの葛藤、小さな閉鎖的な村落において村八分にされないかとの不安、あるいは過重な年貢に不満を感じたりすることもあったに違いありません。封建時代に生きた人々には、近松の作品に見られるように義理と人情の軋轢に苦悩した人々も多かったに違いありません。それぞれの時代に生きる人々には、それぞれの時代の心理的ストレスや社会的ストレスがあったに違いありません。そのことは、いつの時代にもどこの文化においても、それらのストレスからもたらされる人間的苦悩からの解脱の道のひとつとして宗教的活動が見られることからも知られるように思われます。

このように人間に普遍的と言えるストレスはどこからもたらされるのでしょうか。

人間は、次に述べるような欲求の充足が得られないとストレスを感じると考えられます。マスロー（Maslow, A.H.）は、人間の欲求には五つの階層があり、人は低次のものから先に満たそうとする傾向があるとしています。その五つの欲求の階層の中で最も低次のものは、食欲や性欲などの「生理的欲求」です。それらが充足されると、次に「安全の欲求」の充足を求め、次に「愛と所属の欲求」の充足を求め、次に社会的な役割や地位などの「承認の欲求」の充足を求め、最後に最も高次のものとして個々人はその心の成長の頂点として「自己実現の欲求」の充足を求めるとしています。

これから見ると、狩猟と採集の時代には、生理的欲求や安全の欲求をめぐるストレスが多かったに違いありません。義理と人情の軋轢の強かった時代には、愛と所属の欲求をめぐるストレスが多かったに違いありません。現代の日本では、幸いにして生理的欲求と安全の欲求をめぐるストレスは少ないのですが、承認の欲求や自己実現の欲求をめぐるストレスが多い時代であるように思われます。このようにそれぞれの時代の人々は、それぞれの時代のストレスにさらされながら不安と苦悩を負って生きてきたのであろうと思われます。

ところで生理的欲求や安全の欲求には限度があり、それらが充足されるとそれ以上の充足はまず必要ありません。

しかし現代のストレスの基盤となっている承認の欲求や自己実現の欲求は、ある程度充足されると、さらにそれ以上の充足を求めるといった具合に、その充足には際限がない傾向があります。そのために、ストレスが持続しやすいと言えます。

現代において心身症が多いのは、このような持続的ストレスが関連しているのではないかと思われます。

三、心の病気の発生は国や地域によって異なるか

マーフィー（Murphy, H.B.M.）は、統合失調症の発生が国や地域によって多少異なるとしています。それの多い国はそれの少ない国に比べて、次のような特徴がある

としています。その一つは、自然の恵みが乏しくて、闘争的な伝統が醸成されていて、勝つか負けるかといった態度が人間関係に現れがちであることです。二つ目は、母親のイメージに違いが見られ、受容し許容してくれる存在というよりは、むしろ要求がましく挑発的な存在と見なされていることです。三つ目は、ささやかな成功あるいは慎ましい報酬で満足しない傾向があることです。逆に言えば、統合失調症の発生の少ない国の特徴は、人々の間に競争よりも協調が尊重され、母親は子供に対して要求がましくなく、人々は慎ましい成功に満足する社会であるとしています。

四、心の病気がないことと健康な心とはどのように異なるか

はじめに述べましたように、心の病気がないからといって、必ずしも心が健康であるとは言えません。しかし「心の健康」を定義することは体の健康を定義することよりも遥かにむずかしいのです。「心の健康」を定義しようとすると、そこに人々の生

き方や価値観が含まれる恐れがあるからです。

一九五四年アメリカのジャホダ（Jahoda, M.）は、その当時の心の健康についての著述を総覧し、心の健康には次の六つの心理的意味が含まれていたとしています。自己受容、自己実現、自己の統合、自律、現実認識、環境支配の六つです。

しかしここに見られる自己実現、自律、環境支配などは、協調や自然との調和よりもむしろ競争的で挑戦的です。これらは、むしろ先にマーフィーが統合失調症の多い国の特徴とした内容と類似しています。そこにはアメリカの人たちの価値観が現れているからであると言えるのかも知れません。あるいは心の病気が少ない精神的風土とより健康な心の風土とは異なるのかもしれません。

五、おわりに

心の健康をそれぞれの国の価値観や生き方に囚われずに定義することが困難である

にしろ、心をより健康に過ごすことができないでしょうか。ここではその参考として、二つのことを述べておきたいと思います。

紀元二世紀のローマ詩人、ユウェナーリス（Juvenalis, D.C.）は、「健全な心は健全な体に宿る」と述べたことは広く知られています。身体に重い病気を持った人は健全な心を失っているとはもちろん言えませんが、ユウェナーリスのこの言葉は真理の一面をとらえていることは事実であるように思われます。とすれば、心を健康にするためには、身体を健康にするように努めれば良いということになります。つまり日常生活を節制し、暴飲暴食を避け、適度な運動を続けることが大切であるということになります。

最後に、心の健康についての一つのエピソードを紹介したいと思います。かつて私がアメリカで研修医をしていた時、ある日のセミナーでひとりの講師が次のように語ったことを思い出します。二十世紀の初頭、フロイト（Freud, S.）が心を科学的に解明しようとしている人として人々に注目されていた時、ひとりのジャーナリストがこのフロイトならば、心の健康について何か深遠な話をしてくれるだろうと期待し、ウィーン駅からまさに講演旅行に出発しようとしていたフロイトを駅のホームで捉えました。そして、「心の健康とはどんなことですか」とフロイトに追いすがりながら尋ねたということです。それに対してフロイトは「人を愛し、働くことだよ」との簡単な一言を残して、車中の人となり、彼の列車はホームから静かに消えて行ったということです。

第二章　精神保健についての基本知識

一、精神保健の概要

（1）心の病気と異常性との相違

精神保健とは、精神的健康に関する公衆衛生であり、狭義には精神疾患の予防と治療、リハビリテーション、広義には精神的健康の保持と増進を目的とする諸活動です。

一般に精神疾患に罹患しているか否かという問題が、正常か異常かと同列に論じられることがあります。一般に人々は、ある人の言動に問題を感じたときに、正常か異常かを議論する場合があります。その場合に、正常か異常かの判断には、その議論している人々の考え方や感じ方からは理解しかねるとか、理解はできるが普通の人間の言動ではないとかいった根拠に基づいていると思われます。つまり、正常か異常かは、理解できない言動である、あるいは平均的人間の言動からずれているという判断に基づいており、健康か不健康か、あるいは病気か病気ではないかという判断をしているわけではありません。

このように正常か異常かは、健康か不健康か、あるいは病気か病気でないか、ということとは別の次元の判断なのです。したがって、異常な言動を示していても、必ずしも病気であるとはいえません。逆に、病気であっても必ずしも常に異常な言動を示すとは限りません。また普通の人の平均的言動からずれていても、必ずしも病気であるとは限りません。

病気ではあっても、普通の人の平均的言動とずれのない場合があります。逆に、平均的にみて著しく逸脱した言動を示していても病気ではない場合も見られます。この

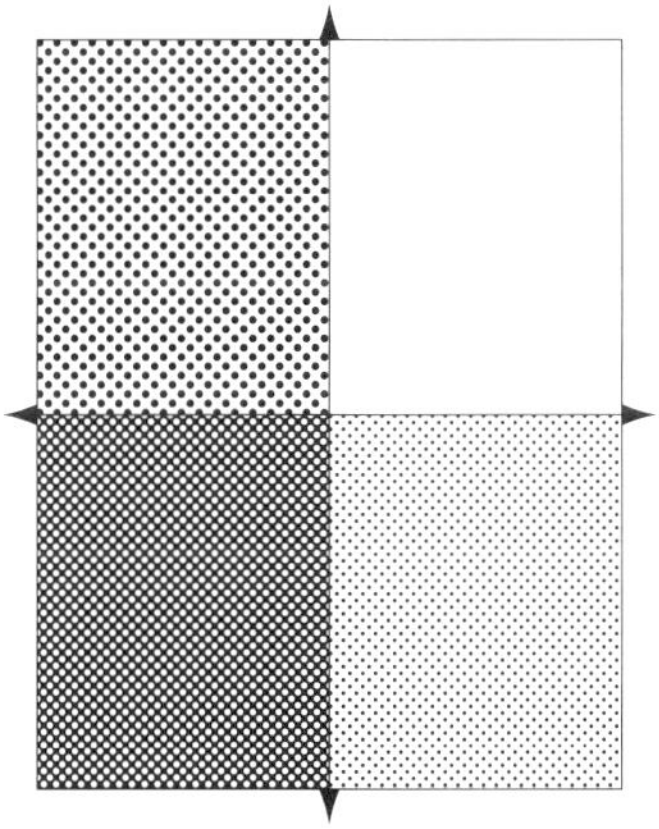

図1　病気と異常との関係

ことを図1に示しました。この図にみるように、病気―健康の概念軸と異常―正常の概念軸は別です。この二つの概念軸でみると、次の四つの場合があります。第一は正常であり、かつ健康である場合、第二は正常であるが病気である場合、第三は異常であるが健康である場合、第四は異常であり、かつ病気である場合です。

(2) 精神疾患の発病に関与する諸要因

次に精神疾患の発病に関与する諸要因を見ますと、それらは大きく分けて三つ

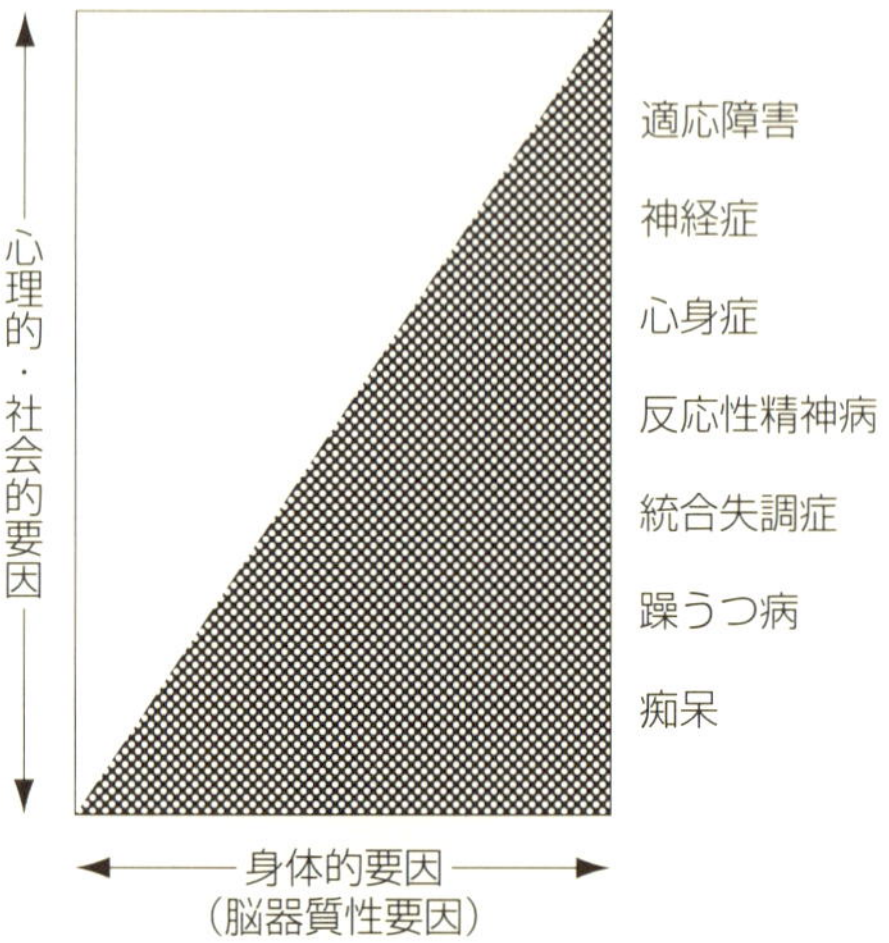

図2　各種精神疾患と諸要因との関係

あります。身体的要因、心理的要因および社会的要因です。身体的要因とは、精神疾患の場合には脳の器質的変化です。つまり脳神経細胞の働きに変調が起こっていることです。また精神疾患の場合は、身体疾患の場合と異なり心理的要因と社会的要因の関与が大きくあります。しかし、これら三大要因の関与の比重は、各精神疾患によって異なっています。このことを図2で示しました。図で示しましたように、痴呆ではその発病要因は身体的要因がほとんどを占め、心理的・社会的要因はあまりありません。その逆に、適応障害ではその発病要因は心理的・社会的要因がほとんどを占め、身体的要因は少ないと考えられています。この痴呆と適応障害の間に、神経症、心身症、反応性精神病、統合失調症、躁うつ病などが位置していると考えられます。

（3）予防精神医学からみた精神保健

次に、精神保健を予防精神医学の見地からみると、カプラン（Caplan, G.）[3]によれば、次の三段階の予防的手段が考えられています。第一次予防と第二次予防と第三次予防です。

第一次予防は、発生の予防であり、地域社会にいる人々が精神障害を伴う病気にかかる危険率を減少させる過程です。これは、主として情報提供と教育です。たとえば、遺伝相談、親の薬物ないしアルコール摂取の胎児に与える影響についての情報、子どもの発達についての相談、母子保健相談、栄養相談、日常生活に運動を取り入れること、ストレス管理の方法、リラクセーションの方法などです。これらによって、疾病予防のみならず健康増進を図ることです。第二次予防は、有病率を減少させることであり、早期発見と早期治療により効果的な治療ないし介入を行い、疾病の悪化を予防し、疾病の長期化を防ぐことです。第三次予防は、適切なリハビリテーションを行い、地域社会の人々の障害を軽減し、社会復帰サービスを促進することです。

二、精神保健の意義とその歴史的発展

精神保健の対象となる人口はきわめて多数にのぼります。アメリカの場合には、一九七八年の精神保健に関する大統領委員会への作業報告書によれば、なんらかの精神保健サービスを必要としている人びとは人口の一五%にのぼるとしています。また、その報告書によれば、精神病をもつ人の五人に二人、統合失調症をもつ人の五人に一人はなんらの治療も受けたことがないといいます。

わが国における狭義の精神保健の対象者は、次のとおりです(4)。精神病院の在院患者

数は、二〇〇〇年六月現在で三三万三〇〇三人です。二〇〇〇年における人口一万人あたりの精神病床数は二十九床です。それは、アメリカの六・四、イギリスの一三・二、旧西ドイツの一六・五と比べると、かなり精神病床数が多いことが明らかです。わが国の入院患者のうち約三分の一は社会的入院者であるといわれています。社会的入院者とは、地域に住むところ、日中を過ごすところ、ケアしてくれる人などの受け皿があれば退院できる人のことです。わが国の精神保健行政では、他の先進諸国と比べて、このように社会的入院者が多いことが大きな問題の一つとなっています。それらの在院患者を疾患別にみると、二〇〇〇年で統合失調症がもっとも多く二〇万五三五二人です。次いで脳器質性精神障害が五万七八三人となっています。このなかには、老人性痴呆疾患も含まれています。その他、中毒性精神障害二万二四人、気分（感情）障害二万一三三一人などがあります。以上の在院している精神障害者のほかに、在宅の精神障害者が一七〇万人。合計すると、全国で約二〇四万人の精神障害者がいると推計されています。

また、痴呆性老人の出現率は、六十五歳以上の老人の六・三％であり、その出現率は年齢とともに上昇し、八十五歳以上では二七・三％となります。二〇〇〇年の六十五歳以上の痴呆性老人の推計数は一五五万八千人です。今後わが国の人口の高齢化に伴って、この痴呆性老人の出現の増加が見込まれています。

アルコールに関しては、わが国のアルコール消費量は年々増加しています。それに伴いアルコール症患者も年々増加しており、とくに近年では、女性患者と若年患者の増加が憂慮されています。一九九六年のアルコール症患者は二万三八〇〇人と推計されていますが、この数値は、一九六八年に比べて約六二％増加しています。しかし幸いなことに、一九九九年度の患者調査では、アルコール症患者は一万九四〇〇人と初めて減少を示しました。アルコール症は、肝障害、膵炎、胃腸障害、糖尿病、高血圧、冠動脈障害、脳血管障害などの身体障害をもたらすばかりでなく、離婚、夫婦間暴力、欠勤、生産性低下、事故、犯罪など、種々の家庭的ならびに社会的障害をもたらします。

近年では、覚せい剤乱用者も増加しています。覚せい剤事犯検挙人員は、一九九四年には一万四八九六人でしたが、一九九七年には一万九九三七人と急激な増加をみています。とくに若年層における覚せい剤乱用が増加しています。

以上述べたように、狭義の精神保健の対象もきわめて多数にのぼっています。次に、精神保健の重要性を理解するために、アメリカと日本の精神保健運動の歴史の概要を述べてみたいと思います。

（1）ビーアズとアメリカの精神保健運動

アメリカ精神衛生運動の創始者は、ビーアズ（Beers, C.W.）です。彼自身が精神障害者であり、合計四回、三年間にわたって精神病院に入院した体験をもっています。彼は、その入院中の残虐で悲惨な生活を原体験として、精神障害者の介護と治療のあり方を改善し、精神疾患を予防する運動を開始しました。その運動を開始するにあたって、彼は自らの悲惨な入院生活を勇気をもって公開し、それを一書にしたためました。それは、一九〇八年に、A Mind That Found Itself（邦訳『わが魂にあうまで』[2]）

として出版されました。同書はアメリカ精神衛生運動の歴史的原点として、再版を繰り返して現在に至っています。

一九〇八年三月に『わが魂にあうまで』が出版されたことによって、その第一歩を記されたアメリカの精神衛生運動が、その後どのような歴史をたどったかについて述べてみたいと思います。ビーアズの精神衛生運動は、その当初より当時の精神医学界で影響力の大きかったマイヤー（Meyer, A.）および心理学会の重鎮ジェームズ（James, W.）の全面的な支援を受けました。精神衛生（mental hygiene）という言葉そのものがマイヤーによって選ばれたものでした。それは、精神疾患の予防を目ざす公衆衛生という意味です。マイヤーは、他の精神科医たちに精神衛生運動への協力を呼びかける手紙をビーアズに託すなどの協力を惜しみませんでした。『わが魂にあうまで』の初版が出版されると、それはアメリカ国内のみならず国外においても好意的な反響を呼び起こしました。

一九〇八年、まずビーアズの出身地に、コネチカット州精神衛生協会が組織されました。その発起人には、元患者としてのビーアズを含めて、患者家族としてのビーアズの父と兄、そのほか教会、学校、大学、判事、弁護士、病院、医学、精神医学、ソーシャルワークの各分野から合計十四名が参加しました。コネチカット州精神衛生協会の設立の目的は、「精神保健の保持、神経および精神障害や欠陥を予防し、それらの障害や欠陥に悩んでいる人々に対する介護を改善すること。以上のことについて確実な情報を配布すること。そのため連邦政府、州、地区の機関および精神衛生協会に関与している公的ないし私的な機関と協力すること」でした。マイヤーおよびジェームズの推薦により、たくさんの学者がその会員となりました。コネチカット州精神衛生協会の活動が成功を収めたので、翌一九〇九年二月に、全国精神衛生委員会（The National Committee for Mental Hygiene）が組織されました。その後、アメリカ各州に精神衛生協会が設立され、海外の諸国にもそれぞれ精神衛生協会が設立されるようになりました。一九三五年には、アメリカの三十州以上に精神衛生協会が設立されていました。

ところで、一九〇九年にフロイト（Freud, S.）はアメリカ講演旅行を行いました。それはアメリカ精神医学界に革命的な影響をもたらしたといわれています。精神障害の発生の心理的要因を幼児期体験にまでさかのぼる精神分析学は、折からの精神衛生運動にも少なからぬ影響を及ぼしました。精神障害の心理的要因をより早期に発見し予防しようとする意図から、一九二〇年代には児童相談所（child guidance clinic）が全米各地に設置されるようになりました。

一方、一九一四年に始まった第一次世界大戦も、精神衛生運動に少なからぬ影響を与えました。大戦の勃発とともに、全国精神衛生委員会は、従軍精神科医を募り、米軍人の情緒障害の発見と治療のため、精緻な機構を作り上げました。その機構によって、戦場で精神障害をきたした兵員を速やかに発見して前線から退け、後方病院に送って治療しました。それによって、軍隊の戦闘能力を維持し、兵力の消耗を防ぐことを可能としたのです。その機構と運営の成功によって、第一次世界大戦後に精神衛生運動はさらに発展しました。

一九三〇年に、ビーアズはかねてから念願の第一回国際精神衛生会議（International Congress for Mental Hygiene）をワシントンで開催することができました。それまで準備のため十一年間を要しましたが、それが遅延したことによって、かえってより多くの国々の参加が可能となりました。同会議には、五十カ国以上から約四千人が参加しました。一九三五年には、精神衛生協会が三十カ国以上に設置されるようになりました。さらに一九三七年には、パリで第二回国際精神衛生会議が開催されました。このような国際活動を通して、南米、極東、ヨーロッパでも精神衛生協会が次々と設置されていったのです。

しかし、第二次世界大戦中には、それらの国際活動はいったん停止しました。第二次世界大戦が終了して三年後の一九四八年に第三回国際精神衛生会議がロンドンで開催されました。それは、五十カ国以上から二千人以上が参加して行われました。そこで、「精神衛生と世界市民」宣言がなされました。さらに重要なことは、この大会で世界精神保健連盟（World Federation for Mental Health；WFMH）が結成されたことです。同連盟は結成されるとただちに、ユネスコ（ＵＮＥＳＣＯ）とＷＨＯから正式の協力機関として認められました。それ以後、ＷＨＯと協力して国際的な仕事を行っています。第四回国際精神衛生会議は、一九五一年にメキシコ・シティで開かれました。同大会はその後隔年に開かれ、一九八一年には、アジアではじめて、フィリピンのマニラで開催されました。また一九九三年には、同会議が千葉県幕張において開催され、六十二カ国から六二〇〇人が参加しました。

第二次世界大戦は、再び精神衛生運動に大きな影響を与えました。全国精神衛生委員会はアメリカ精神医学会（American Psychiatric Association；ＡＰＡ）とともに、召集兵の選別の基準を作り、それによって戦場で異常をきたしそうな人を除外しました。また多くの精神医療従事者が従軍したために、より多くの人々を募集して精神医学教育を施す必要が生じました。大戦後に帰還した彼らは、精神医療経験者として民間の医療機関で働くようになりました。それによって、精神医療従事者の慢性的不足が多少なりとも解消されることとなったのです。従軍中に発病して故郷に戻った兵士も多くいました。それによって人々は、情緒的に安定した者でも、異常なストレスのもとでは発病することがあることを知ったのです。このことは、精神障害者に長い間つけられていた烙印(stigma)を緩和する働きをしました。またそれによって、精神障害者を必ずしも隔離しなくても、地域のなかで治療できるという認識が生まれました。

さらに精神障害を負って帰還した人々の再社会適応の必要が生じ、リハビリテーションが精神医療における重要な部分であることが認識されるようになりました。以後、リハビリテーション診療所が次々と設置されるようになりました。すなわち精神障害者のリハビリテーションは、帰還兵の再社会適応の問題を契機として促進されたのです。それに画期的な変革をもたらしたのが、一九四三年のバーデン・ラフォレット(The Barden-LaFollette)法の改正でした。それは、同法の適用が「身体障害者」とされていたのを、「身体」の一語を削除することによって、心身の「障害」全般に適用することができるようになったことです。それによって精神障害者のリハビリテーションにも連邦政府の資金援助が得られるようになりました。

一方、全国精神衛生委員会は、精神医療従事者の養成、教育、訓練にも努力しました。一九三二年、同委員会の内部に精神医学教育部が設置され、一九三五年には児童相談所で働く精神科の研修医に奨学金を貸与して援助しました。また精神病院では、患者のもっとも身近にいながらとかく忘れられた存在であった看護者の重要性を認識し、彼らの地位の向上と訓練に努めました。一九四七年に始めた各年間のもっとも優秀な看護者の表彰もそのひとつでした。

またビーアズの当初の目的であった精神病院改革も少しずつその実をあげ、それまでの隔離収容だけでなく、一九二〇年代には通院診療所も設置されるようになってきました。その動きにとくに功績のあったのはサルモン（Salmon, T.W.）でした。一九一二年に全国精神衛生委員会の医学主任に指命されたサルモンは、同委員会のほとんどあらゆる事業、研究、調査活動の基礎を作りました。なかでも彼が熱心に行った精神病院実態調査は、同委員会の初期のもっとも重要な事業でした。

しかし、精神障害者の治療環境の改善の歩みは、必ずしも期待どおりではありませんでした。一九四〇年、現地調査委員会によって全国規模の精神病院実態調査が行われ、四十州にわたって一六九の精神病院が調査されました。それによれば、

①ほとんどの病院が職員不足でした。

②四十州のうち、患者数が定員を上回っていなかったのは二州だけでした。

③十三州において、病院の運営や職員の採用に政治が介入していました。

④精神病院長の資格として、精神医学訓練と経験が必要であることを明記していたのは十四州だけでした。

⑤州立精神病院の院長は、有資格の精神科医であることを明記していたのは八州だけでした。

⑥外来診療ないし地域医療活動を実施している病院は十五州だけにしか見られませんでした。

このような精神病院の実態を衝撃的に暴露したのが、ドイチュ（Deutch, A.）による一九四五年の連載記事「アメリカの恥」でした。

一方、アメリカ精神医学会の内部においても、精神障害者を取り巻くこのような環境と、それに対して無為無策で保守的な態度をとり続ける学会首脳部に憤慨する人々がいて、彼らによってできたのが「精神医療の進歩のためのグループ」(The Group for the Advancement of Psychiatry)でした。このグループは、メニンガー(Menninger, W.)によって率いられた若い精神科医たちによって一九四五年に結成され、精神医学の生々しい治療の現場から、ショック療法、ロボトミー、地域医療、専門職員間の協力などについて、数々の問題提起と勧告を行ってきました。そればかりではなく、精神医学と周辺領域の問題、たとえば政府との関係、宗教との関係、法律との関係、国際関係、民間防衛の問題、産業精神医学についても、次々と報告を行ってきました。それによって、アメリカ精神医学会を絶えず刺激し続けてきたのです。

その後、精神衛生運動に対して一般の人々の関心も非常に高まりました。マスコミのいろいろな機関を通して、その普及が行われました。一九四六年には、国民精神衛生法(National Mental Health Act)が制定されました。これは、精神衛生運動が始まってから最大の成果のひとつでした。連邦政府の資金と組織と威信が精神衛生運動を支援することになったからです。精神衛生運動はこれによって飛躍的に促進されました。一九四九年に設立された国立精神衛生研究所（National Institute of Mental Health；NIMH）も、その成果のひとつでした。これは、研究と訓練と地域医療サービスの中心的機関です。精神衛生運動の拡充に伴って、それに見合う組織が必要となり、一九五〇年には全国精神衛生委員会が全国精神保健協会（The National Association for Mental Health）へと改組されました。ここで「精神衛生（mental hygiene）」という用語が「精神保健（mental health）」へと変わりましたが、そこには単に精神障害の予防と治療だけではなく、一般の人々の精神的健康の向上をめざす意図が含まれていました。

一九四〇年代後半から一九五〇年代前半にかけて、一般の人々の精神保健運動への関心は高まり、ひとつの大きなうねりとなりました。その当時、どんな専門家の集会にも、精神保健の問題が議題に含まれないことはなかったほどであったということです。そのうねりのなかで、第一回全国精神保健週間が一九四九年に実施されました。また一九五〇年には、ワシントンに五千人以上の一般市民と専門家が集まり、「すべての児童が健康な人格を形成するために」と題して、大討論集会が行われました。さらに一九五二年には、五千以上の組織が全国精神保健協会と協力して、ラジオ、テレビ、新聞など、あらゆるマスコミ機関を通して、数千万の人びとに精神保健思想の普及を行いました。

この大きなうねりは、これに続く一九六〇年代において地域精神医療の展開として開花しました。精神保健運動のこの大きなうねりによって、精神病院の改善は急速に進みました。それは、予算の増額、有資格職員の増加、一般市民による責任の自覚、政府諸機関からの支援、向精神薬の導入など、さまざまな要因が重なったからであるといわれています。それによって、慢性患者が精神病院から減少し始め、入院期間も短縮され始めました。

精神障害者を取り巻く治療環境の整備と改善に決定的な役割を果たしたのが、一九六三年の地域精神保健センター法（The Community Mental Health Center's Act）の成立でした。連邦政府による大規模な資金援助のもとで、地域精神保健センターが全米各地に設置されました。入院患者は続々と地域へ帰され、地域のなかでの治療が重視されるようになりました。一九六〇年代は、地域精神医療がひとつの運動としてもっとも高揚していた時期でした。

しかし、一九七〇年代に入ると、地域精神医療への批判的見解が見られるようになりました。それには、次のような要因があると考えられています。

第一は、「回転ドア症候群」と呼ばれ、退院はしても結局は地域のなかで生活できず、入退院を繰り返している患者が増加したことです。

第二は、退院患者は地域のなかで必ずしも必要な介護と治療を受けていない場合があり、それがホームレスの増加として現れていることです。

第三は、精神障害者の問題行動や犯罪行為に対する地域住民の反発が増加したことです。

第四に、米国の景気後退によって、莫大な費用を要する地域精神医療に縮小の傾向がみられるようになったことです。

第五に、コンピュータなどの電子機器の発達により、地域精神医療が住民のプライバシーや自由に抵触する危険が、より深刻で現実味を帯びてきたことです。

以上のように、精神保健運動は、一九六〇年代の地域精神医療の展開として開花しました。現在は、その理念そのものへの反対は見られませんが、その方法についての批判が見られます。一方、一般住民の精神的健康を積極的に増進しようとする精神保健運動は、かつてのような高まりを失っているようです。

(2) わが国の精神保健運動

わが国の精神保健運動[1]は、ビーアズによるアメリカの精神衛生運動の歴史より古く、一九〇二(明治三十五)年に始まっています。

明治時代には、精神障害者の施設はきわめて乏しく、多くの患者が私宅に監置されていました。一九〇〇（明治三十三）年、わが国で最初の精神保健に関する法律として「精神病者監護法」が公布されました。これは、私宅に監置されていた精神病者を警察が監護することを公式に決めたものであり、精神病者の治療や処遇の改善には直接に結びつきませんでした。

日本の精神医学と医療の基礎を築いた人として知られる呉秀三博士は、一九〇二（明治三十五）年に「精神病者慈善救治会」を創設しました。この会の目的は、貧困な患者の治療を補助し、また精神病の予防、治療などについて啓発することであり、さらに治療と処遇の改善を世に訴えることでした。この目的から明らかなように、この会の活動はビーアズがアメリカで唱えた精神衛生運動と同じでした。したがって、精神病者慈善救治会は日本の精神保健運動の発端であると考えられています。しかし、この会の構成員は、ビーアズの精神衛生協会では精神障害者とその家族が含まれていたのとは異なり、慈善事業界の夫人、大学教授夫人などでした。この会は盛んに慈善音楽会や舞踏会を開いて資金を集め、それを精神病者の入院費補助、作業器具、患者被服の寄付、患者慰安会などの救治活動のために使用しました。

一九一八（大正七）年、呉らは精神病者が私宅監置されていた悲惨な状況を全国調査し発表しました。その中で呉は、「我邦十何万ノ精神病者ハ実ニ此病ヲ受ケタルノ不幸ノ外ニ、此邦ニ生マレタルノ不幸ヲ重ヌルモノト云フベシ」との言葉を記して、精神病者の治療と処遇の改善を世に訴えました。その結果、翌一九一九（大正八）年、当時の精神科医が要望していた「精神病院法」が公布されました。これは精神病者を私宅監置ではなく、病院での治療を拡充しようとするものでした。

一九二六（昭和元）年、日本精神衛生協会が発足し、精神保健運動はより活発になりました。一九三〇（昭和五）年にビーアズがワシントンで開いた第一回国際精神衛生会議には、日本精神衛生協会会長の三宅鑛一と他一名が参加しました。しかし一九四〇（昭和十五）年ごろから戦時体制となり、精神保健運動は凋落しました。

戦後、精神保健にとってもっとも大きな出来事は、一九五〇（昭和二十五）年の「精神衛生法」の公布でした。この法律の制定の運動を進めたのは日本精神病院協会でしたが、これは精神病者の私宅監置を禁じ、病院での治療を推進しようとするものでした。

一九五一（昭和二十六）年、日本精神衛生会が発足しました。この会の目的は、「本会は国民の精神衛生に対する関心を高めることによって、精神障害及びその他の適応障害を予防するとともに、精神障害者の医療及び保護の改善を期し、もって国民の精神的健康の保持向上を図ること」と記されています。

一九五二（昭和二十七）年には、国立精神衛生研究所が設立されました。

また一九六五（昭和四十）年、精神衛生法が改正されました。それによって、精神衛生センターの設置が定められ、また保健所の業務に精神衛生が加わりました。さらに精神障害者の通院医療費の公費負担制度が実施されました。

近年に至り、精神障害者の社会復帰と社会参加をめぐる社会的状況は大きく前進しつつあり、法律ならびに行政的基盤が整備されつつあります。一九八七（昭和六十二）年、精神衛生法が精神保健法と改められ、精神障害者の社会復帰の推進が条文化されました。一九九二（平成四）年、日本政府は障害による雇用差別をしてはならないとするＩＬＯ一五九号条約「職業リハビリテーション及び雇用（心身障害者）に関する条約」に批准しました。それにもとづいて、精神障害者のための種々の雇用促進施策が整備されつつあります。

近年の大きな改革としては、一九九三（平成五）年に心身障害者対策基本法が障害者基本法として改められ、この法の対象として精神障害者も含まれることになったことです。これまで精神障害者の福祉対策は、知的障害者や身体障害者のそれに比べて遅れていましたが、この改正は精神障害者に対する福祉対策の推進における大きな一歩となりました。

同じく一九九三年、精神保健法が精神障害者の社会復帰をいっそう推進する方向で改正され、社会復帰施策に経済的基盤が付与されました。また一九九四（平成六）年、保健所法が全面的に改正されて、地域保健法が制定されました。それによれば、一九九六（平成八）年より、保健所と市区町村は地域精神保健福祉に第一次的な責任を負うこととなりました。一九九五（平成七）年、精神障害者の福祉をさらに前進させるために、精神保健法が再び改正されて「精神保健及び精神障害者福祉に関する法律（精神保健福祉法）」となり、精神障害者の社会復帰と社会参加をいっそう推進することとなりました。さらに、知的障害者や身体障害者と同じく、精神障害者保健福祉手帳が交付されるようになりました。同じく一九九五年に、総理府障害者施策推進本部は「障害者プラン――ノーマライゼーション七カ年戦略」（一九九六～二〇〇二〔平成八～十四〕年）を策定し、障害者が障害のない者と同等に生活し、活動する社会をめざす具体的施策目標を発表しました。

（3）今後の課題

精神障害者に対する社会の受入れ体制はまだとても十分とはいえない現状にあるので、官民一体となって彼らの社会復帰と社会参加をいっそう進めなければなりません。それによって、ノーマライゼーション社会の実現をはかることが重要です。

また近年、精神医学の進歩に伴って、予防または早期発見が必ずしも夢ではなくなってきましたので、一般の人々に対する予防的啓発などの第一次予防精神医学的活動を進める必要があると思われます。

第二章　文化と精神障害

一、精神障害者の数は増えているのか

平成十一年度の厚生労働省の患者調査によれば、わが国では治療を受けている精神障害者は約二〇四万人います。そのうち入院患者は約三十三万人、外来患者は約一七一万人います。この精神障害者の数は人々に恐れられている悪性新生物の患者数より遥かに多いのです。悪性新生物の患者数は、入院患者が十七万人、外来患者が十八万人で合計三十五万人ですから、精神障害患者の六分の一に過ぎません。しかも二〇四

万人という数は治療を受けている人数であり、その他にも多数の治療を受けていない精神障害者がいると推定されています。

このように多数の精神障害者がいるとすれば、それは現代文化あるいは現代社会のストレスが生み出したものと考えられるのでしょうか。あるいは、現代になってようやく精神障害が治療の対象として社会的に認められるようになってきたのでしょうか。初めに前者の可能性について考えてみたいと思います。現代社会は、本当に過去のいかなる社会よりもストレスが強いのでしょうか。

二、マスロー(3)の欲求階層説

まずそのことを考えるために、マスロー（Maslow, A.H.）の欲求階層説について述べてみたいと思います。マスローによれば、人の欲求は次の五段階の階層に分けることができます。

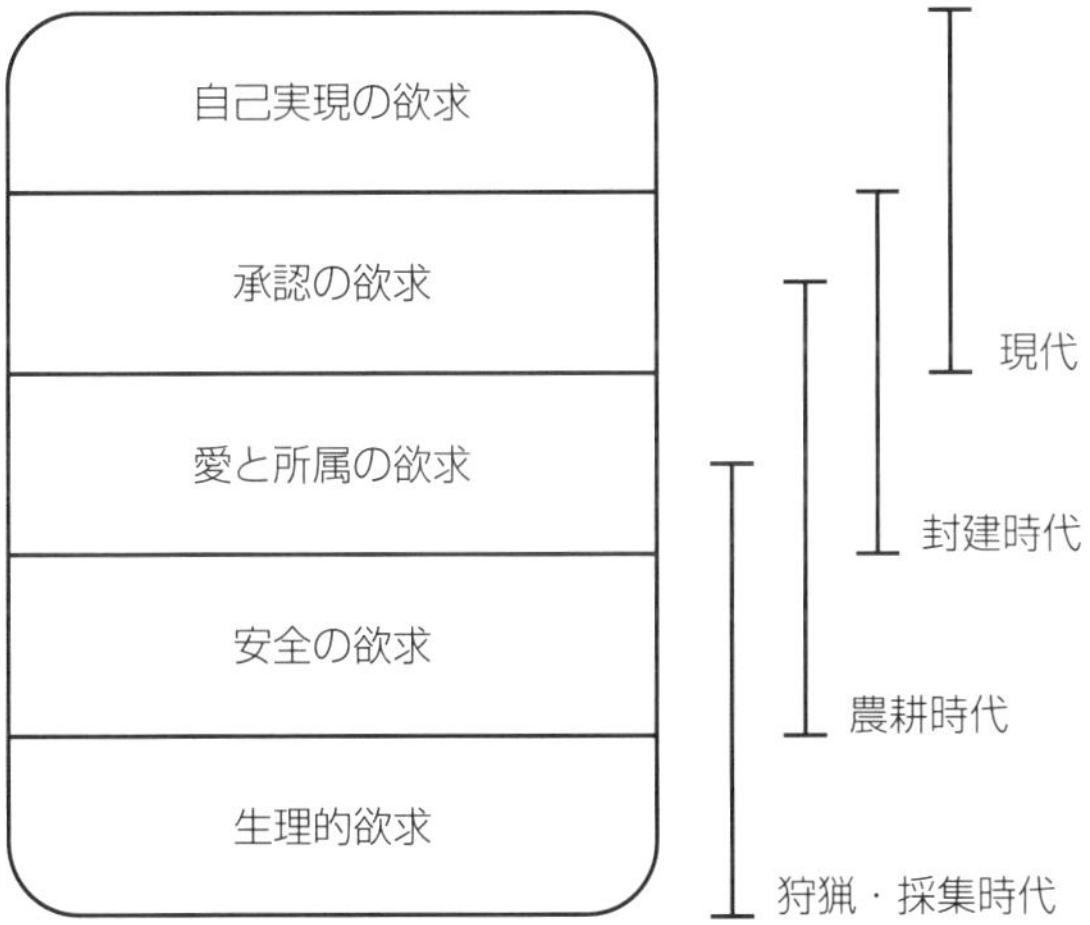

図1　マスローの欲求階層説

第一段階は、食欲、性欲などの生理的欲求です。この「生理的欲求」が充足されると、人は次の第二段階の欲求を求めるようになります。それは、生命の安全を求める「安全の欲求」です。この安全の欲求が充足されると、次に第三段階の欲求を求めるようになります。それは、人に愛され、家族や社会などに所属することを求める「愛と所属の欲求」です。この愛と所属の欲求が充足されると、次に第四段階の欲求を求めるようになります。それは、自分の能力や地位が認められることを求める「承認の欲求」です。

この承認の欲求が充足されると、人はさらに次の欲求を求めるようになります。それは、自分の能力や生き方の可能性を高めようとする「自己実現の欲求」です。これらの欲求が充足されなければストレスとなります。

次に、このマスローの欲求階層説を人間の歴史から見るとどのようになるか考えてみたいと思います。

狩猟・採集時代には、人々は日々の糧を得ることができるかどうかに大いに悩んだに違いありません。あるいは、他の部族や動物に襲われることを恐れて暮らしていたのではないでしょうか。つまりこの時代の人々は、生理的欲求や安全の欲求が脅かされるようなストレスに怯えていたのではないでしょうか。原始社会ではタブーを犯す者には死がもたらされたこともありました。

農耕時代には、人々は作物ができるかどうか雨模様を心配したり、農地への水の取り入れをめぐる水争いになったりすることもあったでしょう。また人々は、その生活をしている村から、村八分として疎外されないか怯えることもあったのではないでしょうか。つまりこの時代の人々は、愛と所属の欲求を脅かされるようなストレスを感じることがあったのではないでしょうか。

封建時代には、封建領主のもとでの絶対支配によって、その家臣のみならず一般領民も耐え難い忍従を強いられたこともあったのではないでしょうか。「泣く子と地頭には勝てぬ」という言葉は、そのことを伝えているのではないでしょうか。あるいは封建領主の間での争いによって、その住む所を追われたりすることもあったのではないでしょうか。あるいはまた、人々はそのような階層化した社会の中で差別を受けたり、排除されることに怯えることもあったのではないでしょうか。紀元前三世紀に、インドで仏教が、中国で儒教が生まれたことも、そのような時代のストレスと無関係ではなかったと思われます。つまりこの時代の人々は、愛と所属の欲求や承認の欲求が脅かされるストレスを感じていたのではないでしょうか。鴨長明の方丈記は、そのような封建時代の桎梏からの離脱を願ったものと見ることもできるでしょう。また近松門左衛門の世話物も、個人の欲望と封建時代の義理や人情の世界観との相克を描いたものと言ってもよいのではないでしょうか。

現代社会では、人々は自らの力の承認を求めて、あるいは自己実現を求めて、地理的にも移動し、またその所属する所もしばしば変わります。つまり現代社会の人々は、承認の欲求や自己実現の欲求が脅かされるようなストレスを感じることが多いのではないでしょうか。

このようにいつの時代にも、それぞれの時代に脅かされた欲求に関連したストレスがあったと思われます。

医学においてストレス理論を提唱したセリエー（Selye, H.）自身も、いずれの時代にもストレスがあり、現代社会においてストレスが特に増大したとは考えていません。

それでは、なぜ人々が自己の所属する文化や社会に対して不満をもつのでしょうか。

三、フロイト[2]の「文化への不満」

それについて、フロイト（Freud, S.）は「文化への不満」の中で次のように述べています。「人々がその所属する文化に対して不満をもつのは、それぞれの文化規範の中で性の衝動や攻撃の衝動のような本能的欲動が抑制を受けているからである」としています。原始民族もまたその文化への不満をもっていなかったとは考えられず、彼らにもさまざまなタブーや婚姻の規制などがありました。フロイトは、このようにいかなる文化に所属する人々も、その文化に対する敵意から逃れることはできないとしています。

このように、いずれの時代に生きる人々にも、あるいはいずれの文化に生きる人々にもストレスはあったのですが、そのストレスの様式が異なっていたのではないかと考えられます。そして、いずれの時代の人々も、その時代を生きる人々はストレスの多い時代であると感じていたのではないかと考えられます。そのことは、われわれの祖父母や父母の世代の人々の話からも伺い知ることができます。

四、精神障害の原因についての諸文化圏での考え方

次に、現代における精神障害者の増加に関する二番目の考え方として、現代において精神障害がようやく医療の対象として社会的認知を受けるようになってきたとも考えられます。

このことを考えるために、精神障害の原因がいろいろな文化圏でどのように考えられてきたかを見たいと思います。つまり精神障害の原因についての考え方は、それぞれの文化圏によって異なるのです。

人々は、異常な言動に気付くと、その性質と原因を説明しようとします。それらの異常な言動の解釈には、それぞれの文化における世界観、自然観、人間観が現れます。

ツェン（Tseng, W-S.）[5]によれば、異常な言動の原因の解釈は、次の四つに分けることができます。

（1）超自然的解釈

これは異常な言動の原因を超自然力によるものとする考え方です。霊、神、悪魔あるいは人や動物の死霊が患者の体に侵入したことが原因であるとしたり、あるいはその人の霊魂が迷い出したり、失われているとするものです。また神々を敬わなかったので、その怒りに触れて病気になるなどの考え方もあります。さらに呪術者や魔法使いの呪いによって病気が起こる、あるいは呪われた霊の祟りによって病気が起こるとする考え方です。タブーないし文化規範を破ったことの処罰として超自然力が病気を起こすとする考え方もあります。

このような考え方は現代の日本社会でも稀ではありません。そのことは多くの人々が病気の平癒を祈願して神社や仏閣へ詣でていることに現れています。

（2）自然的解釈

これは方位や風水のように人間の生活、行動、健康を含めた全自然を支配している宇宙的原理があり、その原理との不調和、不一致があると病気になるという考え方です。人体はいくつかの基本要素を含んでいて、これらの要素の調和は健康にとっての基本であり、その調和が崩れると病気になるとする考え方です。その考え方によれば、人間がつくる物理環境は自然力と調和していなければなりません。もし環境がそれと一致しなければ病気や不運が起こるとする考え方です。たとえば、井戸を適当でないところに掘ることは病気をもたらすとか、家や村の立地は風水に合わなければ、不運や病気がもたらされるとする考え方です。

現代の日本社会でも、方位や風水を考えて、家を建てたり、家を買い求める人々はたくさんいます。

（3）身体医学的解釈

これは病気の原因は個人の身体にあるとする考え方です。以前には、手相、人相、体格などの身体的特徴が病気の原因であるとする考え方がありました。あるいはオナニーなどの性的活動が精神障害の原因となるとする考え方などもありました。

現代社会では精神障害は脳の構造的ないし機能的異常によるとする考え方になってきています。

（4）社会心理学的解釈

これは欲求不満やストレスが精神障害の原因であるとする考え方です。たとえば、失恋あるいは受験に失敗するなどのストレスによって、精神病になったなどの考え方です。

以上のように、精神障害の原因についての解釈は文化によって異なっています。また、それらの解釈はひとつの文化圏の中でも混在しています。それぞれの異なった解釈によって、当然ながら治療法も異なります。

もし霊魂が身体から逃げ去ったことが原因と考えれば、それを取り戻そうとして祈祷したり、それを探しに部族の人々と森へ入ったりする文化があります。あるいは悪霊が身体に取り付いたことが原因だと解釈されれば、それを取り払うために悪魔祓いをする文化があります。

現代の日本社会では、より多くの人々が精神障害の原因は脳の働きの不調とストレスによると考えて、つまり身体医学的解釈と社会心理的解釈に従って、その治療を求めて病院や診療所を訪れるようになりました。精神障害による受診者が増えているのは、精神障害の原因についての人々の解釈が、このように変化してきたからではないでしょうか。しかし一方では、いろいろな祈祷所を訪れる人も少なくありません。沖縄のユタ、青森県下北地方のイタコと呼ばれるシャーマン（霊媒者）の祈祷所は有名ですが、東京にもそのような超自然的な祈祷所がないわけではありません。そのような所では、祈祷所と医療機関を掛け持ちしている人は珍しくありません。

五、精神障害者に対する処遇の歴史

精神障害者に対する処遇の歴史は、このような精神障害の原因についての人々の考え方の変遷の歴史といってもよいと思われます。

アッカークネヒト（Ackerknecht, E.H.）[1]によれば、古代社会においては精神障害の原因として超自然的解釈が行われていましたので、精神障害者に対して呪術や祈祷が行われたり、悪魔祓いなどが行われていました。

ギリシャ／ローマ時代になると、精神障害は身体疾患と見なされていましたが、脳についての認識は乏しかったとされています。たとえばヒポクラテス（Hippocrates）の体液説は血液、粘液、黒胆汁、黄胆の四つの体液の均衡が良いと健康であり、その均衡が崩れると病気になるとしていました。その時代に治療として行われていたのは、瀉血、マッサージ、隔離、威嚇、拷問、鞭打ち、水漬け、などでした。

中世／ルネッサンス時代には、精神障害者は再び悪魔や悪霊に憑かれた者、あるいは魔女や魔法使いであるとされるようになりました。そのため多くの精神障害者が魔女裁判によって火炙りにされました。しかし同じ頃のアラブ世界では、コーランの教えによって、精神障害者に対して人間的な態度をとり、庭園や噴水のある精神病院をつくっていました。彼らへの治療法は、食事療法、入浴療法、薬物療法でした。このような人間的態度の基礎には、狂人は神によって愛され、真実を告げるために神によって特に選ばれた者であるという回教の教えがあるとされています。

十七／十八世紀の絶対主義体制の時代には、精神障害者は、浮浪者、乞食、既決囚、不信心者などと一緒に監獄に収容されていました。医療の必要な人というよりは社会規範から逸脱した人として排除されていました。これら精神病者は鎖で繋がれていました。

十八世紀の末になると、精神医学はようやく独立した学問となり、精神障害者に対する処遇も人間的なものとなってきました。ピネル（Pinel, P.）がフランス革命の最中に、精神病者を鎖から解放したことは広く知られています。ピネルは、鎖を廃止して保護衣を使用し、治療としては精神療法と作業療法を推奨しました。

十九世紀後半には、精神障害は脳の病気として治療され研究されるようになりました。この時代に、クレペリン（Kraepelin, E.）が数年で人格荒廃を来す脳の病気として「早発痴呆」という疾病を提唱しました。これは二十世紀の初めに、ブロイラー（Bleuler, E.）によって、「統合失調症」と名前を改められました。その後、一九四〇年頃にはナチスによる精神病者の抹殺という暴挙がありました。しかし一九五〇年代以降、次々と今日見られる種々の向精神薬が開発されてきました。それに伴って入院治療ではなく、地域での治療が容易になってきました。

六、統合失調症と文化

次に精神医学史と精神医療史の中で常に中心的課題となり、その原因として脳の病的変化が大きな要因であると考えられていて、現在もなお精神科の病院の入院患者の約六割を占める統合失調症と文化の関係について若干述べてみたいと思います。

統合失調症の発生率は多くの国々で人口の約〇・七％（一四〇人に一人）とされています。しかしマーフィー（Murphy, H.B.M.）[4]によれば、その発生率は文化圏によって多少異なります。その発生率の高い文化圏として、アイルランドとクロアチア南西部があります。またその発生率の低い文化圏として、フッタライト（北米の草原地帯に農業共同体を営む宗教的少数派）、トンガ、台湾原住民が知られています。

統合失調症の発生率の高い文化圏であるアイルランドとクロアチア南西部の両地域は海外へ移住する人が多い地域として知られています。また両地域では、多くの人たちは幼年時代から母国の文化と家族の絆から得られる情緒的つながりを強く保持しながら、一方では海外に出て物質的利益を獲得しようとする二律背反的な営みに努めていると考えられています。すなわち統合失調症の発生率は、社会の成員が環境から相互に矛盾した、あるいは非常に複雑な要求、つまりある種の「二重拘束」にさらされるときに増加すると考えられます。

一方、統合失調症の発生率が低い文化圏であるフッタライト、トンガ、台湾原住民の特徴は次の五つであると考えられています。

①個人主義の逆という意味で共同体主義であり、多くの活動や決断は合同でなされ、個人がイニシアティブをとることには極めて多くの制約が加えられる。

②階層的にたいへん構造化されていて、ひとつの共同体では家父長ないしは年配の牧師が、もうひとつの共同体では貴族階層と王室が非常に敬われている。

③伝統に対する心からの敬意あるいは熱烈なファンダメンタリズム的な宗教的信奉があり、それとは逆に物質的所有を軽視している。

④科学技術的に発展している周囲の社会に背を向け、自分たちの生活方針を正しいと確信している。

⑤住民の控えめなニーズを満たし、個人や家族同士があまり競争しなくてもよい程度の人口増加を許容しうるだけの豊かな土地に恵まれている。

以上述べた統合失調症の発生率が高い文化圏と低い文化圏の相違を要約すると次のようになります。

①発生率の高い国では、豊かな土地が不足しており、その結果、個人や家族間の競争は厳しい。

②発生率の高い国では、古くからの伝統は家父長への尊敬を説いたが、経済的な困窮はこの伝統を著しく蝕み、世代間の怨恨や闘争がしばしば先鋭化している。

③発生率の低い国での共同体主義とは対照的に、アイルランド人はプライバシーと秘密主義を重視してる。またクロアチア南西部では、拡大家族に基づく準共同体を完全に捨て去っている。

さらに近年、マーフィーや世界保健機関などの研究によって、統合失調症が発病した後の経過も文化圏によって異なることが明らかとなってきました。これらのことからマーフィーは、統合失調症を誘発あるいは悪化をもたらす文化的要因として、次の三つを挙げています。

①社会的期待が厳しくかつ矛盾していること。
②期待を達成してもその報酬を獲得することが困難であること。
③行動上の規則とガイドラインが欠如しているか、あるいはそれらがあっても過度に複雑であること。

一方、統合失調症の防止あるいは緩和をもたらす文化的要因として、次の三つを挙げています。

①社会的期待が寛大であるか、あるいは控えめであること。
②期待の達成による報酬の獲得が容易であること。

③行動上の規則とガイドラインが簡明で完璧であること。

以上のように、マーフィーが統合失調症の誘発あるいは悪化をもたらす文化的要因として挙げていることは、一般の人々にとっても住みにくい社会の特徴を現していると思われます。また一方、彼が統合失調症の防止あるいは緩和をもたらす文化的要因として挙げていることは、一般の人々にとっても住みやすい社会の特徴を現していると思われます。すなわち統合失調症を持つ人々にとって住みにくい社会は一般の人々にとってもそうであり、また統合失調症を持つ人々にとって住みやすい社会は一般の人々にとってもそうであると言えるように思われます。

第四章　現代における異文化適応と不適応

一、はじめに

近年、国際化の進行とともに、わが国に在住する外国人は急激に増加しています。たとえば平成十二年の外国人登録数は一六八万六四四四人に達しています。また旅行やその他さまざまな理由によって訪日する外国人も急増し、平成十三年には五二八万六三二一〇人に達しています。彼らの出身国は世界の全域に広がり、さまざまな文化的背景や言語を有しています。一方、海外在留邦人も平成十三年には八三万七七四四人に達し、また海外旅行者も一六二二万人に及んでいます。このように現代では、われわれ日本人も異文化と接触する機会が格段に多くなり、日常生活の中にも異文化との出会いが稀ではなくなってきました。

二、健常者にみられる文化受容過程

健常者であっても、異文化と接触する時に、とくに異文化の中で生活する時には、一連の心理的・身体的反応を現します。たとえば、不安、緊張、憧憬、驚異、侮蔑、敵意、憂うつなどの心理的反応や頭痛、めまい、吐き気、不眠などの身体的反応が起きます。このように異文化との接触によって起こる一連の心理的・身体的反応は、文化ショックと呼ばれています。

異文化の中で生活を始める時、個体は一連の心理的変化を経て異文化を受容するようになります。その心理的変化の過程は、文化受容過程と呼ばれています。オーバーグ（Oberg, K.）[5]によれば、それは次の四段階に分けることができます。第一段階は、孵化期ないしは魅了期と呼ばれています。第二段階は、移行期ないしは敵意期です。第三段階は、学習期ないし適応期です。第四段階は、受容期ないしは二文化併立期です。

第一段階の孵化期ないし魅了期は、最初に異文化に接触する時期であり、新しい文化に興味と関心をもち、それに魅了されます。この時期は大体六カ月ほど続くとされています。

第二段階の移行期ないし敵意期には、それまでの魅了期とは逆に、自分が新しく接している文化に非常に違和を感じるようになり、食べ物も現地の食べ物は食べたくない、現地の人とも接したくないと感じるようになります。それとは逆に、母国のものはすべて良かったと感じるようになり、食べ物も母国のものを食べたいと感じるようになります。

第三段階の学習期ないし適応期になると、現地の生活習慣や文化あるいは言葉に興味をもつようになり、それを学習しようとします。

第四段階の受容期ないし二文化併立期になると、自国の文化も現地の文化もどちらも尊重しながら生活できるようになります。

健常者の大部分は、大なり小なり、このような一連の心理的過程を経て文化受容すると考えられます。しかし文化受容過程は、個体が異文化へ移住するに至った状況や動機にも影響されるので、必ずしもすべての人がオーバーグが模式化した文化受容過程を経るとは限りません。ところで文化受容（acculturation）という言葉によって、個体が固有の文化を失って新しい文化に併呑されるような印象をもたれる場合がありますが、そうではありません。文化受容は、上記の第四段階で記したように、固有の文化も異文化も共に尊重しながら生活できるようになることです。

さらに個体が異文化を学習し受容する時、個体の心理・行動のすべての水準において同時進行的に文化受容が起きるのではありません。またすべての個体の異文化に対する受容の柔軟性は同じではないと考えられます。このことから筆者ら(1)は、ひとりの

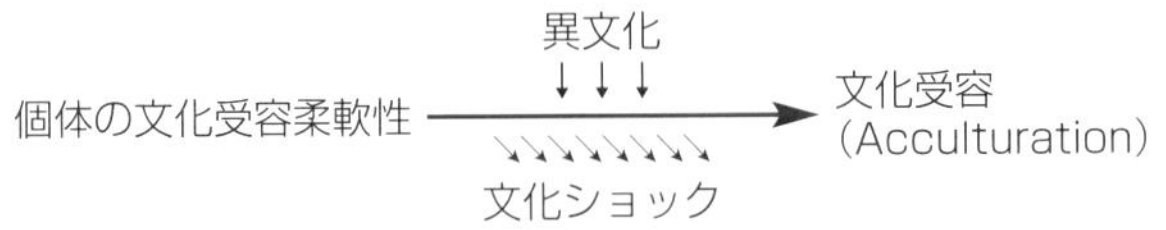

文化受容過程の4水準

1. 行動的水準……文化規定行動
2. 知的水準……言語能力など
3. 表象的水準……宿主文化の心像など
4. 情緒的水準……(1) 親近感（食習慣、結婚相手など）
　　　　　　　　(2) 帰属感（国籍、名前など）

図1　文化受容過程の仮説[(1)]

個体における文化受容過程の様式について図1のような作業仮説を立てました。のちに述べる中国帰国者の適応過程の研究は、この作業仮説に基づいて行いました。図1にみるように、それぞれの個体の異文化に対する受容の態度と能力を文化受容柔軟性としました。また個体の心理・行動を行動的水準、知的水準、表象的水準、情緒的水準の四つの水準に分けることができると考えられます。行動的水準は、挨拶するとか握手するとか行動で表現できることです。知的水準は、言語能力とか、異文化の人々の発想法や思考パターンを学ぶことなどです。表象的水準は、前意識的心像であり、宿主文化に対するイメージなどです。情緒的水準は、宿主文化に対する親近感と帰属感に分けることができます。親近感は、食べ物や結婚相手の選択などとして表されると考えられます。帰属感は、国籍の選択や名前の付け方などに表されると考えられます。この作業仮説では、最も文化受容が起こり易いのは行動的水準であり、次に知的水準で起こり、その次に表象的水準で起こり、最も文化受容が起こりにくいのは情緒的水準であろうと考えられます。ひとりの健常な個体の文化受容過程では、上記の四つの水準を行動的水準から知的水準へ、さらに表象的水準へと進み、最後に情緒的水準へと、ある位相差をもって進行するであろうと考えられます。文化受容の際に、この四つの水準の間に大きな解離がある時には、その個体は病的状態を呈するのではないかと考えられます。

三、移住者にみられる精神障害の諸特徴

（1）移住者における精神障害多発説

アメリカ、オーストラリア、カナダ、イスラエルなどのように移民から成り立っている国々や、かつての植民地からの移民を大量に受け入れてきた旧植民地宗主国では、移住者についてさまざまな精神医学的研究が蓄積されてきました。それらによれば、一定地域での精神病院への入院率からみると、統合失調症は地元出身者よりも移住者により多くみられるとする報告が多く見られます。また一斉地域調査では、うつ病は地元出身者よりも移住者に多いとする報告が多く見られます。このように、統合失調症ないしうつ病は移住者により多発するとの説が有力です。

ところで移住者の精神障害多発説を説明する仮説として、古くより社会選択説（または漂流仮説）と社会起因説（または孵化仮説）の二つが提唱されてきました。社会選択説（漂流仮説）とは、精神病者ないしその発病傾向のある人々は母国で社会適応できないために移住ないし漂流するという考え方です。社会起因説（孵化仮説）とは、移住者を受け入れた社会が原因となって、精神病を孵化するとする考え方です。つまり移住者個人が原因か社会が原因かの対極の中で論争されてきました。しかし、近年、このような二者択一の論争はあまりにも単純で意味がないとして、マーフィー(Murphy, H.B.M.)[3]によって三者相互作用説が提唱されるようになりました。三者相互作用説とは、個体側の要因、移住国側の要因、出身国側の要因の三者の相互作用によって精神障害が発生するとする考え方です。すなわち、ある個体はA国では発病するかもしれないがB国では発病しないかもしれないということです。しかも、その個体が出身国を出国する状況も関与します。つまり、追われるように出国したのか、あるいは栄誉と希望をもって出国したのかなどの要因も作用します。

(2) 移住者にみられる精神障害

移住者に特有の精神疾患はありません。しかし移住者にみられる精神障害を発症要因別に配置すると図2のようになります。ここでは、発症要因を心理・社会的要因と身体的要因(脳の病的変化)に分けました。図にみるように、文化ショックは身体的要因は乏しいので、ほとんど誰もが大なり小なり起こすものです。他方、統合失調症

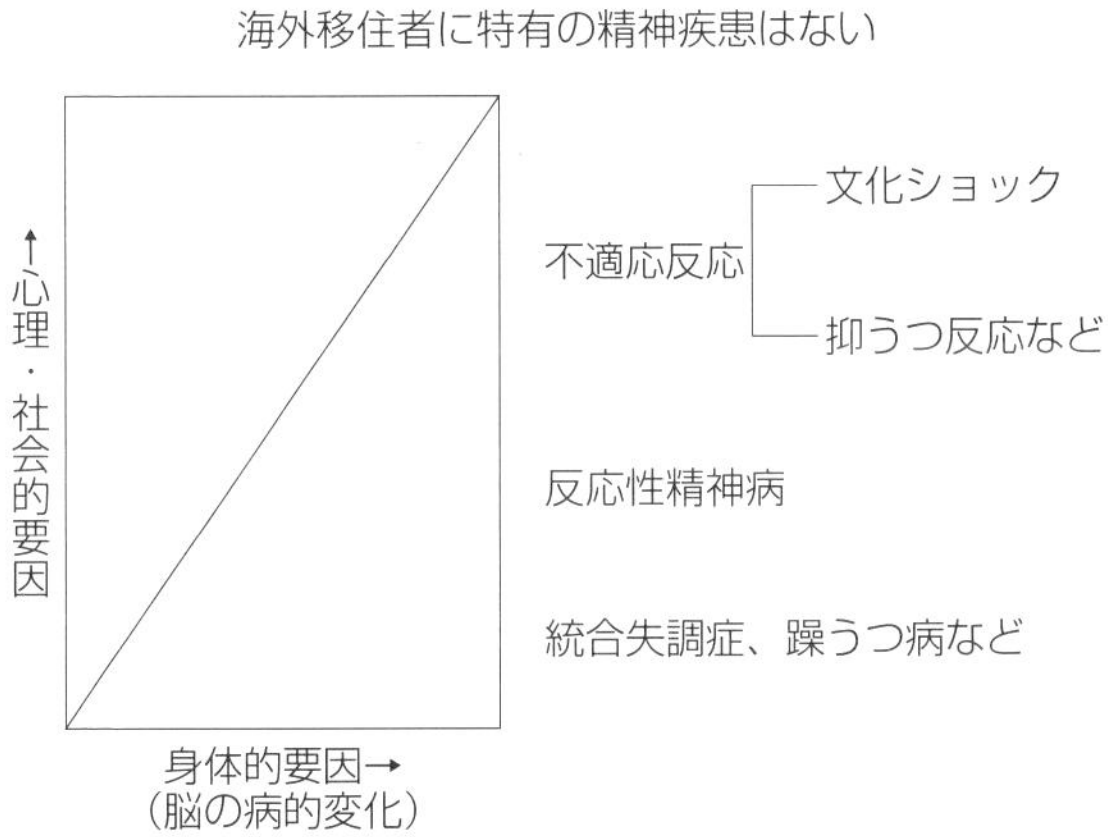

図2　海外移住者の精神疾患

や躁うつ病は、身体的要因をもっている人に起こると考えられるので、誰にでも起こるわけではありません。反応性精神病は、ある程度の身体的要因をもっている人が強いストレスにさらされて起こると考えられ、その症状は統合失調症や躁うつ病と類似しています。

このことから明らかなように、異文化にさらされた人に起こる精神障害の発症要因を、すべて異文化環境における心理・社会的要因によるとすることはできません。そのような考え方は、誤った診断と誤った治療に導く危険があります。

（3）移住者の精神障害の発生率の性差

一般に、女性と子どもは環境の変化により柔軟に適応すると信じられています。しかし移住者の精神障害発生率の調査の多くは、男性よりもむしろ女性に高率であることを報告しています。その説明仮説として、次の三つの説が提唱されています。第一は、エドガード（Ødegard, Ø.）[4]によるものであり、移住地において女性は男性よりも社会的孤立を強いられるからであるとする説です。第二は、やはりエドガード[4]によるものであり、女性は妊娠や出産などの生物学的負荷がより大きいからであるとする説です。第三は、マーフィー[3]によるものであり、移住する場合に、その意志決定者は主として男性です。したがって、女性は不随意的移住者、つまり仕方なく夫や家族に従って移住する場合が多いと考えられるからです。

（4）移住から発病までの心理過程

先に健常者の文化受容は時間の経過とともに進む過程であり、それが四段階に分けられることを述べました。移住者の精神障害の発生も、移住地に着いて異なる社会・文化環境にさらされてすぐに起こるわけではありません。タイハースト（Tyhurst, L.）[7]は、移住から発病までの心理過程を二期に分けています。第一期は、逃避的態度の時期と呼ばれ、約二カ月続きます。この時期には、移住者は移住できたことの喜びでいっぱいであり、移住地での生活の厳しさの現実を認識せず、むしろそれから逃避しています。この時期には、発病は稀です。第二期は、心理的到着期と呼ばれています。この時期には、移住者は移住地での生活の現実の厳しさに直面するようになり、同時に故国を懐かしく思い出すようになります。この時期になると、移住者の中には、不安、憂うつ気分、睡眠障害、頭痛や吐き気などの身体的愁訴や自分が周囲から馬鹿にされているのではないかという猜疑心などが起こってくるようになります。

（5）言語障壁の影響

移住者の精神障害の発生には、異なる言語によるコミュニケーションの障害が大きな要因になっているとの指摘が数多くなされています。移住者にとって、言語障壁は、二つの意味で障壁になっていると考えられます。一つは、コミュニケーションが困難なことによって起こる孤立感や挫折感などの心理的影響です。もう一つは、コミュニケーションが困難なことによって起こる社会生活の不利あるいは経済行為における不利益などの社会経済的影響です。

(6) 文化断絶の影響

マーフィー(3)によれば、多民族混住都市では、民族集団の人口密度と精神障害の発生率は反比例すると報告しています。すなわち、民族集団の人口密度が高いほど精神障害の発生率は低いということです。このことは、行政にとって移民政策を考える上で重要な示唆をもっています。多くの移民国家では、移民の同化を進めるために同一民族が一地域に偏在して定住することを回避する傾向があります。しかしそれは、マーフィーの説によれば、精神保健的には適切な施策ではないことになります。ところが、一地域に同一民族があまりにも密集して定住し、自給的な生活圏を形成し、一種の閉鎖的村社会となることもまた精神保健的に適切とは考えられません。おそらく、同一民族集団が自給的生活圏を形成せず、他の諸民族との交流を保持できる程度の密度で集合して定住していることが精神保健的には適切なのであろうと考えられます。

四、在日外国人の精神障害の諸問題

わが国へ入国する外国人の増加につれて、外国人精神障害者も増加しています。杉山ら[6]は、全国の精神医療機関における外国人精神障害者の実態と診療上の問題点を調査しました。それによりますと、図3に示すように、調査対象機関六一三のうち、一九九二年の一年間に外国人患者の入院のあった機関は一二六（二一%）、外来患者のあった機関は一三八（二二%）でした。すなわち全国の精神医療機関のうち四三%が一九九二年の一年間に外国人患者の診療を経験していました。このように、外国人精

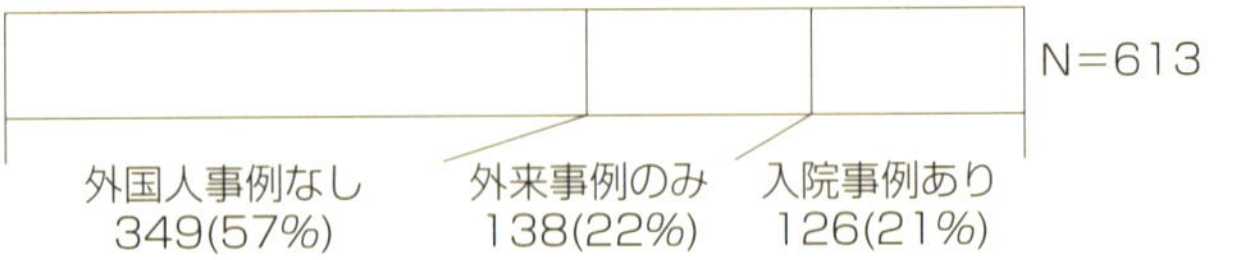

図3　外国人受診者の有無[6]

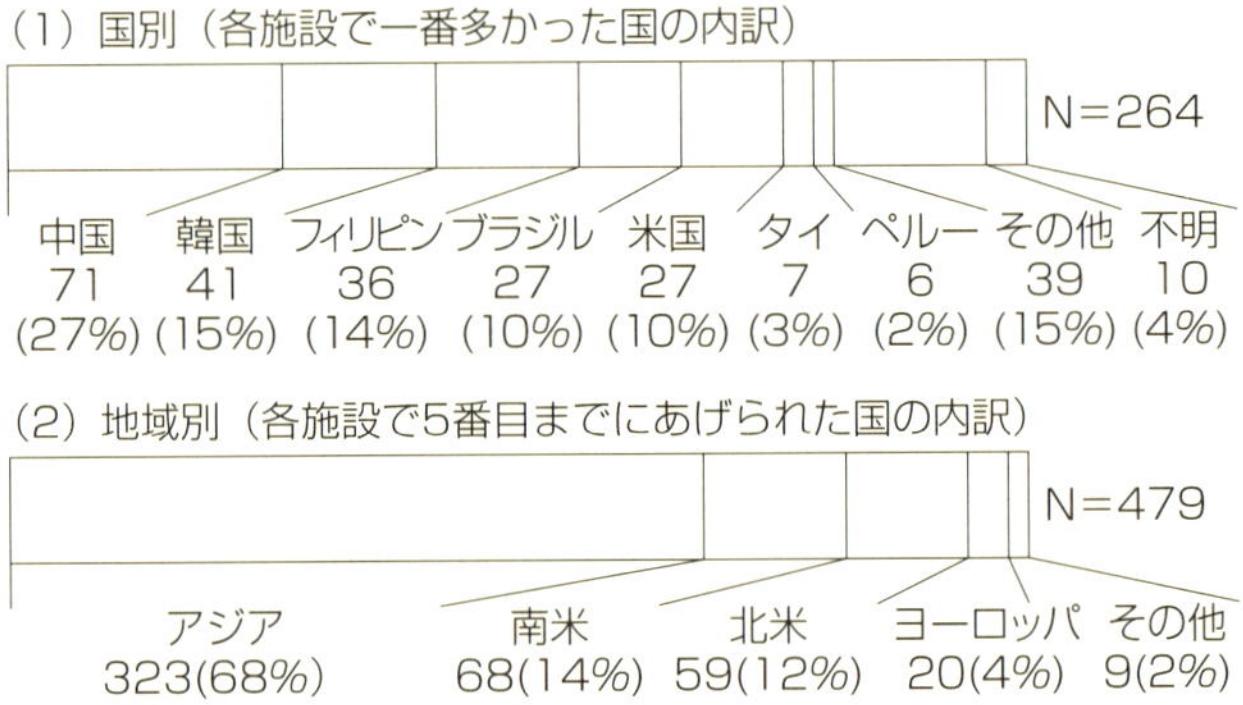

図4　国籍[6]

神障害者は、日本全国にかなり広範に見られます。彼らの出身国は図4にみるように、中国、韓国、フィリピン、ブラジル、米国、タイ、ペルーなどです。地域別にみると、アジアが最も多く六八%を占め、次いで南米一四%、北米一二%、ヨーロッパ四%、その他二%となっています。このように、外国人精神障害者の出身国はアジアが多いのですが、世界各地にわたっています。かれらに対する診療上の問題点として、まず第一に挙げられたのは、コミュニケーションの問題であり、通訳を得ることが困難なことでした。第二は経済上の問題であり、健康保険に加入していない人が多いために治療費の支払いができない人がいることでした。第三は法律上の問題であり、保護者など入院に同意できる人が身近にいないことでした。

五、中国帰国者のこころの問題

一九七二年に日中に国交が回復され、日本の敗戦によって、中国大陸に残留していた日本人孤児とその家族が帰国するようになりました。彼らは日本人孤児といっても、敗戦後から三十年余の間、幼少期から中国人家庭で育てられ、長じて中国人と結婚して家族を築いていています。したがって彼らは、日本語を知らず、日本文化にも馴染みのないところから、異文化への移住者といってもよいでしょう。まして彼らの配偶者やその子どもは、移住者そのものです。筆者らは、彼らの文化受容過程についての調査を行ってきましたので、その一端を紹介します。

図1で述べた作業仮説に従って、文化受容調査票を作成しました。この調査票を用いて行った文化受容過程調査のうち来日後二年間の追跡調査の結果は次の通りでした。(2)

孤児群の文化受容過程をみると、図5に示すように、文化規定行動と言語能力は、中国帰国孤児定着促進センター入所時よりも三カ月後を経て二年後へと徐々に向上しています。しかし逆に、親近感と宿主文化の心像は徐々に下降しています。すなわち日本に対する親近感とイメージは、段々悪化しています。帰属感は、入所時よりも三カ月後にいったん低下し、二年後に再び回復します。このように文化受容の四つの水準は必ずしも平行して変化するわけではありません。

配偶者群の文化受容過程をみると、孤児群の場合と同じように、文化規定行動と言語能力は、入所時から二年後へかけて徐々に向上しています。宿主文化の心像は、入所時から二年後へかけて徐々に低下しています。帰属感と親近感は、入所時から一年後にかけて徐々に低下しますが、その二年後には再び向上します。このように配偶者

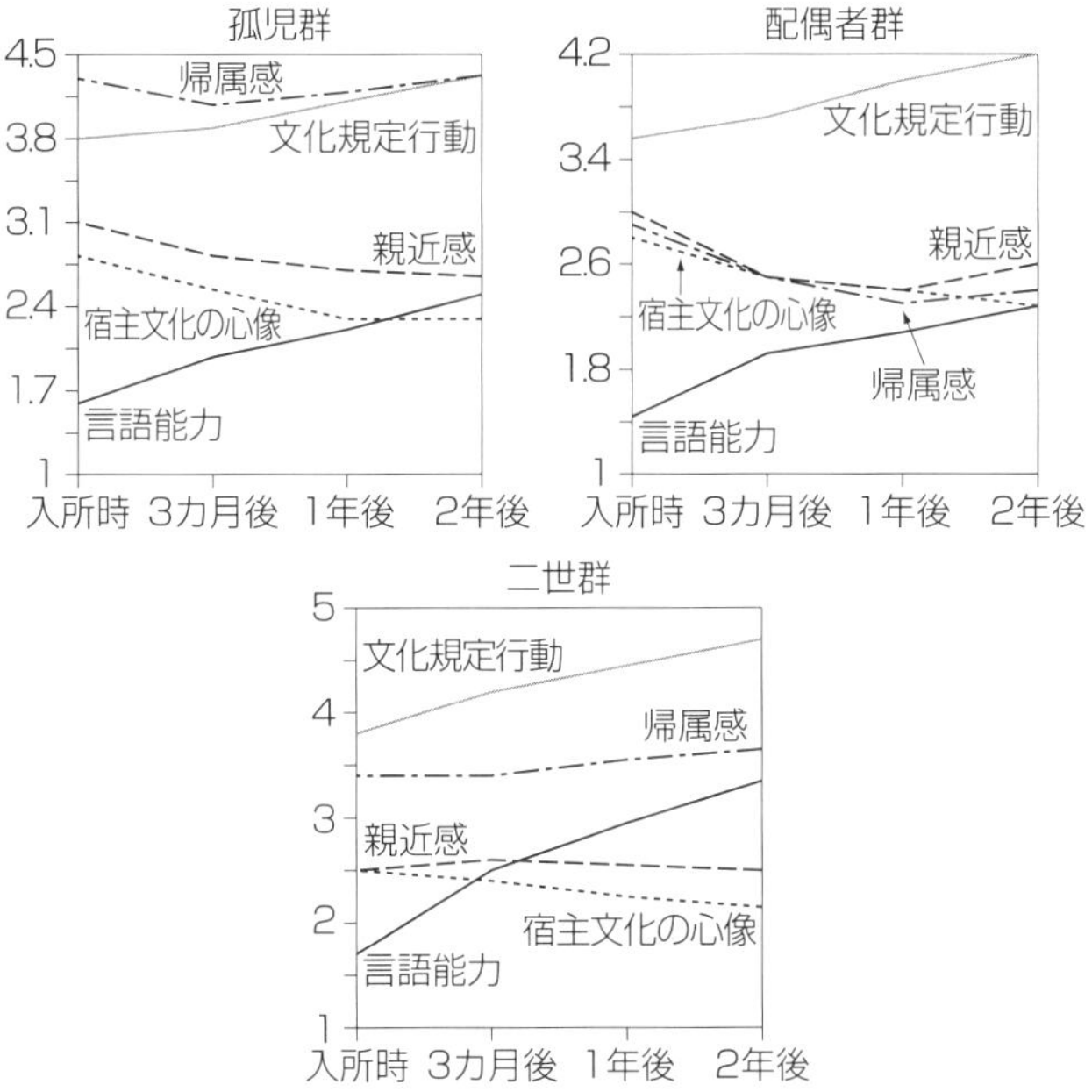

図5　文化受容過程

群の場合でも、文化受容の四つの水準はかならずしも平行して変化するわけではありません。

二世群の文化受容過程をみると、文化規定行動と言語能力は、入所時から二年後にかけて、孤児群と配偶者群に比べてはるかに顕著に向上します。帰属感も一年後から二年後にかけて、きわめて徐々に向上しています。しかし宿主文化の心

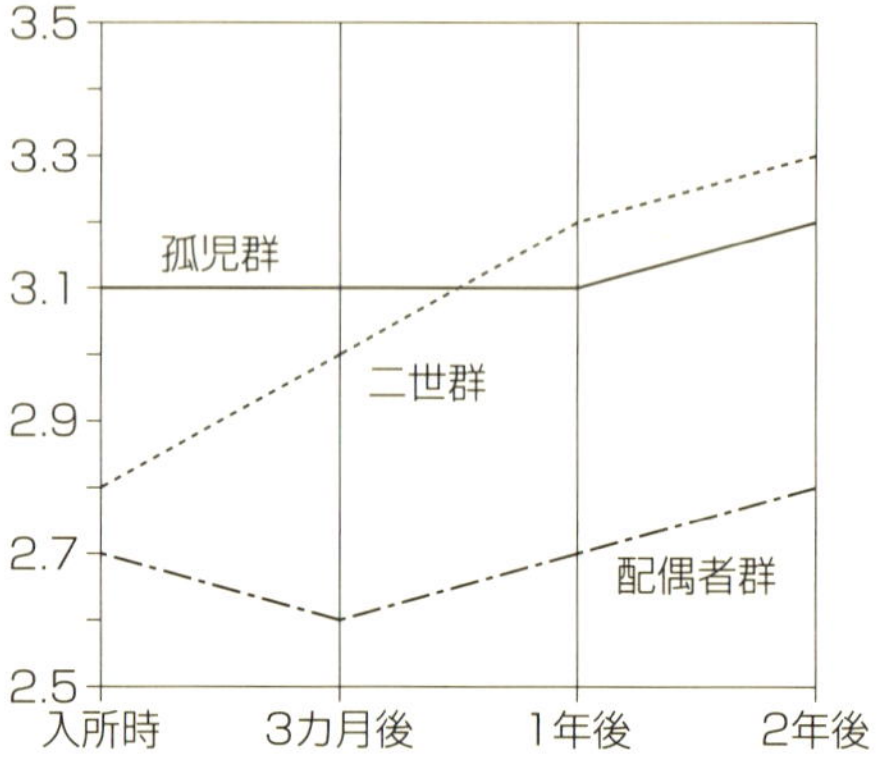

図6　文化受容度

像は、入所時から二年後にかけて徐々に低下していきますが、孤児群や配偶者群ほど顕著な低下はありません。また親近感は、入所時から二年後にかけて、ほとんど変化がありません。これは、孤児群の親近感が段々低下したのと比べると対照的です。二世群の場合にも、文化受容の四つの水準は必ずしも平行して変化するわけではありません。

次に、文化受容度を図6に示すように、孤児群、配偶者群、二世群の三群別にプロットしました。文化受容度は、先に述べたように、行動的水準、知的水準、表象的水準、情緒的水準についてのすべての設問を総合尺度化したものです。これをみると、孤児群、配偶者群、二世群の各群が入所時、三カ月後、一年後、二年後の各時点において、それぞれ異なった文化受容度を示しているのみならず、文化受容の進行様式すなわち文化受容過程がそれぞれ異なっていることが明らかです。孤児群では、入所時から一年後にかけて、ほぼ平坦に推移しますが、一年後から二年後にかけて若干向上します。配偶者群では、文化受容度は入所時から二カ月後にかけて低下し、その後は一年後、二年後にかけて徐々に向上します。二世群では、孤児群や配偶者群とは異なり、入所時から二年後にかけて直線的に向上します。配偶者群の文化受容度が低いことは、配偶者のすべてが日本人ではなく中国人であることから理解できると考えられます。

六、おわりに

近年、わが国も次第に多文化社会となりつつあります。そのような多文化社会における心理的、精神医学的問題について概略を述べました。このことから、多文化社会が危機をはらむ社会として、その問題点のみが強調されてはなりません。それは、また多様性と可能性をはらんだ社会でもあるのです。創造的な人々にとっては、唯一度の旅あるいは一つの異文化体験が深い創造性を喚起することがあります。ゲーテのイタリア紀行、正伝の仏法を求めて入宋した道元などでは、まさしく強烈な異文化体験がその後の創造的活動を喚起したことを示しています。また古来より、新しい文明は二つの文明の接するところに発生しているのです。

第五章　異文化適応と精神障害

一、はじめに

近年、移民、難民、駐在員、留学生などの増加につれて、わが国でも臨床の場で文化的背景を異にする人々に出会う機会が多くなりました。このような文化を異にする移住者の精神医学的問題、心理的適応過程、文化受容過程、症状変遷、および診断と精神療法上の留意事項について述べます。

二、移住者の精神障害

移住者の精神医学的研究の最初の報告は、最も大規模な移民国である米国のランネイ（Ranney, M.）[41]によってなされました。彼は米国への移民に最もしばしば見られた病態をマニア"mania"であると報告しました。しかしその病態は、彼の事例から見るとフランス精神医学の"急性錯乱 bouffée délirante"に近いものです。その後、続々と移民の精神医学的研究がなされるようになりました[3、6、8、28、32、39、44、46]。

それらを見ますと、入院率から見る限り、統合失調症の場合には、移民はその受け入れ国出生者ないしその出身国の在住者に比して高率を占めるとしています。この結果の解釈を巡って、古くより社会選択説（漂流仮説）と社会起因説（孵化仮説）との間で論争されてきました。社会選択説とは、統合失調症者はその出身国の社会で適応不能になったために移民するとする説です。一方、社会起因説とは、統合失調症は移民した国の社会文化環境が要因となって発病するとする説です。しかしマーフィー（Murphy, H.B.M.）[33]がカナダへの移民を調査した結果、カナダではむしろ逆に統合失調症による入院率は移民の方が現地住民よりも低率でした。この事実からマーフィー[34]は、移民の精神障害の発症について、移民の個体要因、出身国側の要因、受け入れ国側の要因の三つの要因の力動的相互作用によるとする三者相互作用説を提唱しました。

一方、地域調査によれば、移住者には感情病が現地住民よりも高率に見られるとしています[2、20、21、22、49]。しかしノー（Noh, S.）[36、37]らは逆に、カナダへの韓国人移民ではうつ病の有病率は現地住民と同じであったとしています。

また一般に女性は新しい環境への適応力があると信じられています。しかし移住者の精神障害の有病率から見ると、メーズィー（Mezey, A.）[31]の報告を除けば、多くの報告はいずれも女性は男性よりも高率であるとしています[4、22、28、34、36、37、39、42、43]。

次に、精神障害の発症に至らないまでも異なる文化の中で生きる移住者がいかなる心理的適応及び文化受容（acculturation）を経過するかは、彼らへの精神保健的援助をする上で重要であると思われますので次節で述べます。

三、中国帰国者の心理的適応過程

筆者はかつて中国帰国者の心理的適応過程と文化受容過程を調査する機会を与えられましたのでそれを報告します。中国帰国者は、日本が第二次世界大戦で敗戦し、中国大陸に残して来た日本人孤児とその家族です。それらの日本人孤児は、幼少期より中国人家庭で養育されて成長した人々であり、文化的には中国人といっても過言ではありません。またその配偶者はほとんどすべて中国人です。したがって、中国帰国者と言われる人々は、中国文化を持った日本への移住者と考えることができます。

彼らに中国語版簡易精神症状尺度を用いて、入国時、定着三カ月後、一年後、二年後、三年後の心理的適応状態の追跡調査を行いました。その結果は、図1のプロフィールに示す通りです。(15) 強迫症状は、いずれの調査時点においても、孤児群、配偶者群、二

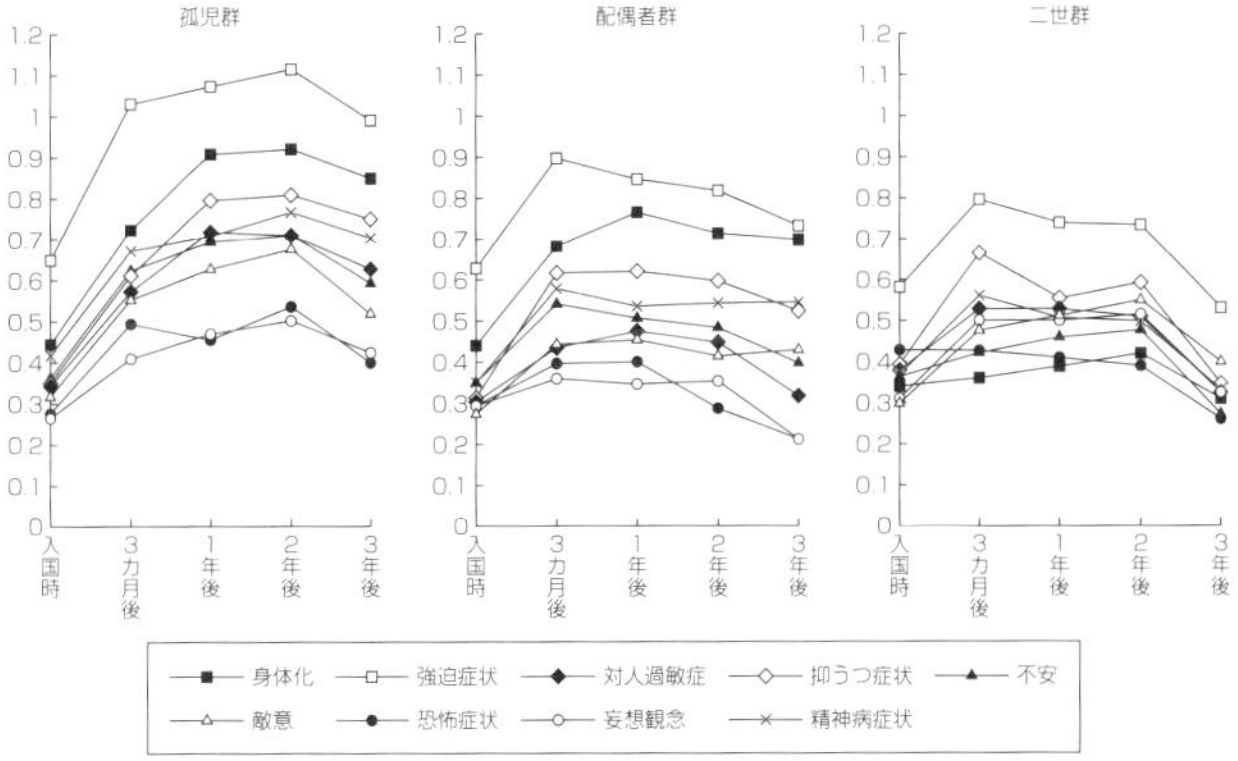

図1　下位症状尺度別経年推移(15)

世群の三群ともに最も高い得点でした。身体化症状は、孤児群と配偶者群においては五つの調査時点のいずれにおいても強迫症状に次いで高く見られました。しかし二世群においてはむしろ低く見られました。孤児群の抑うつ症状はやはり高い水準にあり、一年後、二年後、三年後と強迫症状と身体化症状に次いで高い得点であり、他の二群に比べて高い得点であるだけではなく、三年後にもあまり下がりませんでした。配偶者群でも、抑うつ症状は三カ月後、一年後、二年後においては強迫症状と身体化症状に次いで高かったのですが、三年後には下がりました。二世群においても、三カ月後、一年後、二年後においては強迫症状に次いで高く見られましたが、三年後には急激に下がりました。すなわち心理的適応は、三群のいずれにおいても日本へ定着して三カ月後には急激に悪化しました。孤児群では、二年後までさらに悪化する傾向が続き、三年後にようやく改善しました。一方、配偶者群と二世群では、三カ月後から二年後までほぼ同等の心理的適応が続き、三年後には明らかに改善しました。特に二世群では著明に改善しました。

ところで本調査で用いた簡易精神症状尺度における強迫症状とは、「決断を下すのが困難である」、「することを何度も確かめる」、「物事をやる時に呆然となる」などであり、異なる社会文化規範の中で対応を迫られる移住者の困難を現していると考えられます。

次に、心理的適応過程の性別のプロフィールを図2にしました[15]。ここに示された総合重症度は、すべての症状尺度の加算平均です。それを見ると、孤児群では入国時から三年後まで男女間で大差なく経過しています。しかし配偶者群と二世群では、五時

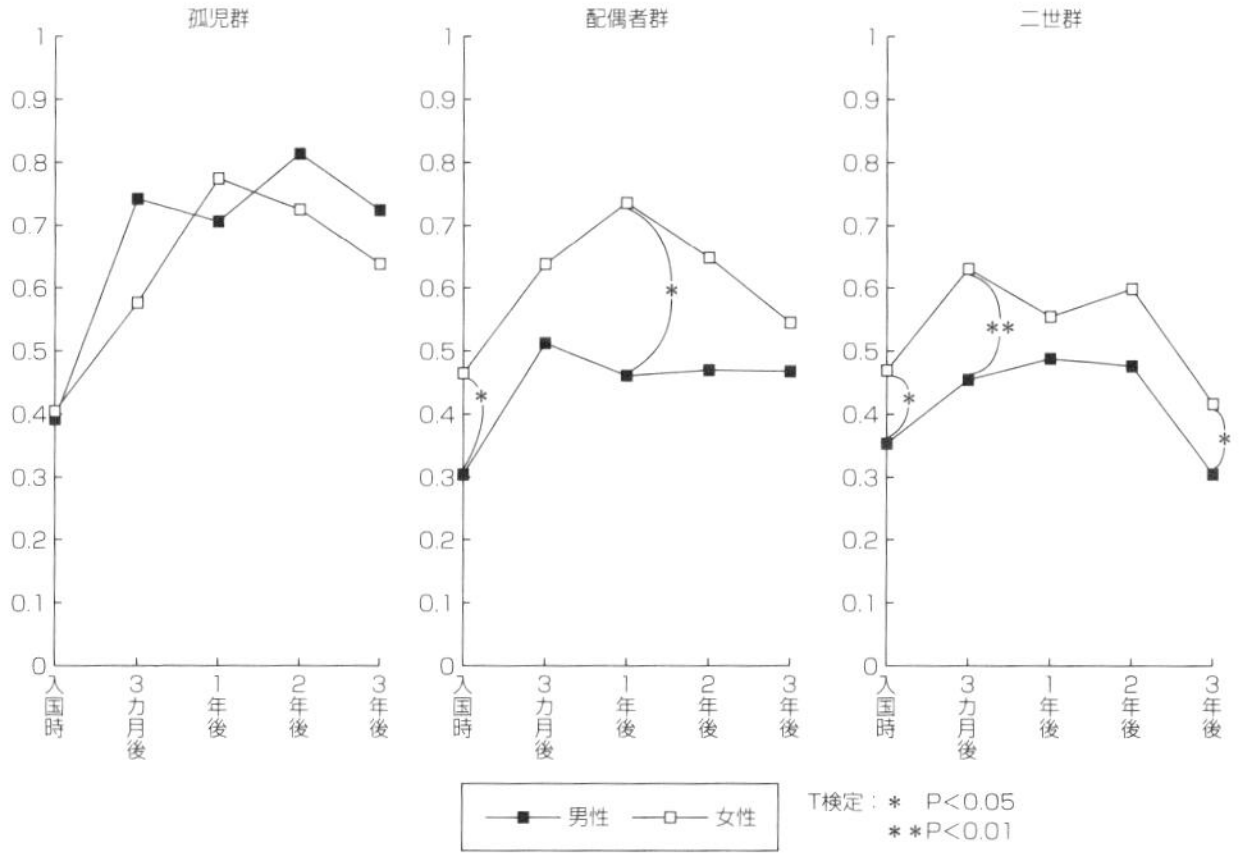

図2 総合重症度の性別経年推移[15]

点のいずれにおいても女性が男性よりも高値を示していました。すなわち孤児群を除けば、全経過を通して、女性は男性よりも適応が不良でした。

タイハースト（Tyhurst, L.）[50]は、第二次大戦後、東ヨーロッパからカナダへの難民によく見られた症状として、「猜疑心」、「不安」、「抑うつ」、「身体化」を挙げています。プリーベ（Priebe, S.）[40]らによれば、ベルリンの壁の崩壊によって旧東ドイツから西ベルリンへ移住してきた人々に最もよく見られた症状は「不安」、「抑うつ」、「自律神経症状」でした。またマブレアス

(Mavreas, V.)[30]らによれば、ロンドンに住むギリシャからの移民によく見られた症状は、「抑うつ」、と「不安」でした。ウェスターマイヤー(Westermeyer, J.)[53]らによれば、米国へのベトナム難民によく見られた症状は「身体化」、「強迫症状」、「対人過敏症」、「抑うつ症状」、「恐怖症状」でした。中国帰国者の場合によく見られた症状は、孤児群と配偶者群では「強迫症状」、「身体化」、「抑うつ」でしたが、二世群では「強迫症状」と「抑うつ」であり「身体化」はむしろ少なかったのです。この結果は、ウェスターマイヤーらの米国のベトナム難民の症状と類似していますが、中国帰国者では「対人過敏症」と「恐怖症状」は著明ではありませんでした。

このように移住者や難民に見られる精神症状は、彼らの出国前状況及び定着地の状況によって若干異なっています。しかし「抑うつ」症状は、移住者に発現する症状として多くの報告に共通して挙げられています。フロイト(Freud, S.)[17]によれば、「抑うつ」は慣れ親しんだ人や物からの別離、すなわち内なる対象の喪失によってもたらされるとしています。すなわち移住することは、たとえ故国を追われたり、故国を捨てた者であっても、心理的には慣れ親しんだ人や物からの別離を意味します。

ところで移住者に発現する症状の経年推移を見ると、タイハースト[50]は、東ヨーロッパからカナダへ移住した難民の観察から、到着から二カ月は症状の発現のない「逃避的態度の時期」があり、その時期には安全と食事が保証されて多幸感があるとしています。その後に「心理的到着期」が来て、それは新しい定着地での現実の生活を認識する時期であり、この時期から「猜疑心」、「不安」、「抑うつ」、「身体化」などの症状が発現するとしています。また筆者ら[12]が日本に移住したベトナム難民に対して行ったＣＭＩ調査（症状自己評価尺度の一種）によれば、定着後二―三年、三―四年、四―五年の三期間を比較すると、「不全感」、「抑うつ」、「不安」は経年的に逓減する傾向があったのに対して、「過敏性」、「怒り」、「緊張」は経年的に逓減することはありませんでした。ウェスターマイヤーら[52]が東南アジアから米国のミネソタ州へ移住した難民に対して行ったＳＣＬ―90（症状自己評価尺度の一種）を用いた調査によれば、定住一・五年後と三・五年後を比較すると、三・五年後には全ての症状項目の得点が減少していました。しかしリン（Lin, K-M.）ら[27]の米国シアトルへのベトナム難民に対するＣＭＩを用いた調査によれば、定住一年後と二年後を比較すると、「怒り」の項目を除く全ての症状項目はほぼ同等の得点を示しました。ところが「怒り」の項目のみは、一年後から二年後にかけて急激に上昇していました。

またフセイン（Hussain, M.F.）[23]は、フィリピンにある東南アジアからの難民施設で精神科コンサルタントとして働いた経験から、心理的適応過程は次の三期に分けられるとしています。初期、中期、後期です。初期は到着から二カ月間です。この時期には、安全を保証され、日々の生活の必需品が満たされるので多幸感があります。中期は到着後三カ月目から六カ月目までです。この時期には、新しい言葉や習慣を学び、定着地での新しい生活を打ち立てようとするので、現実の困難が認識されるようになります。後期は到着六カ月後から三年です。この時期には、新しい現実を受け入れて適応していきます。しかし新しい現実を受け入れることができない者は、幻滅したり、非現実的な期待を持ったり、帰属感を失ったりします。この初期は、タイハースト[50]の

「逃避的態度の時期」に相当すると考えられます。フセインの報告と同じく，中国帰国者の場合にも心理的適応には三年間は要することが示されました。

四、中国帰国者の文化受容過程

文化人類学者のオーバーグ（Oberg, K.）[38]は、異文化の中で生活する時に一連の心理的反応を経過して異文化を受容していくとしています。その一連の心理的反応を文化ショック（cultural shock）と呼びました。それは次の四期に分けられます。第一期は宿主文化と蜜月的な時期であり、数日から六カ月持続します。第二期は宿主文化を嫌悪し攻撃的になる時期です。第三期は宿主文化に心を開き始め、そこに留まることを宿命として受け入れ、一方、宿主文化に対して優越感をもつ時期です。第四期は宿主文化の習慣を新しい生き方として受容するようになります。ここに述べたようにオーバーグの文化ショックは、異文化環境で生活する時に起きる一連の心理的反応であり、言い換えるならば文化受容過程の心理的発現です。これは文化受容過程に関する優れた心理観察です。しかしその記述は包括的でかつ日常心理的であり、多様で広範な心理機能の諸領域における文化受容過程に伴う変化を現していないように思われます。

またコラニイ（Koranyi, E.K.）[26]は、移住者の文化受容過程を精神分析モデルから解釈し、次のように述べています。移住者は、移住に伴うストレス状況から退行し、その後、性心理的発達に従って、口唇期から肛門期を経て男根期へと再発達することによって文化を受容するとしています。しかし大部分の移住者は正常心理的範囲内に文化受容過程を推移することを考えれば、そのような人々に、この精神分析モデルに基づく文化受容過程の概念を適合するのは必ずしも適切ではないと思われます。

さらにアドラー（Adler, P.S.）[1]は、文化受容過程を「接触期」→「解体期」→「再統合期」→「自律期」→「独立期」の五期に分け、それぞれの時期における知覚領域、感情領域、行動領域の三つの領域におけるいろいろな特徴を述べています。これはオーバーグ[38]の文化受容過程と全般的把握はほぼ同じですが、その過程での特徴を知覚、感情、行動の三つの領域に分けて記述している点で優れています。

筆者ら[13]は、ここに述べた文化受容過程の理論及び中国帰国者の事例観察から、文化受容過程の基本仮説を新たに構築しました。その基本仮説の詳細は、前章の図1に示した通り、文化受容過程は、行動的水準→知的水準→表象的水準→情緒的水準へと進行すると考えられます。この仮説に従って、被験者の負担をできるだけ少なくするため、必要最小限の八つの設問よりなる文化受容尺度を作成しました。

それに基づいて調査した中国帰国者の三年間の文化受容過程の推移を図3に示しました[16]。三年間の追跡調査の結果を見ると、確かに四つの水準の文化受容過程は同時進行するわけではありませんでした。文化規定行動と言語能力はほぼ平行して進行していましたが、宿主文化の心像は定着一年後にかけてむしろ低下し三年後にようやく僅かに上昇の傾向を示しました。また共に情緒的水準に属すると考えられる親近感と帰属感はほぼ同様の経過を示しました。しかし親近感と帰属感の場合には、孤児群と配

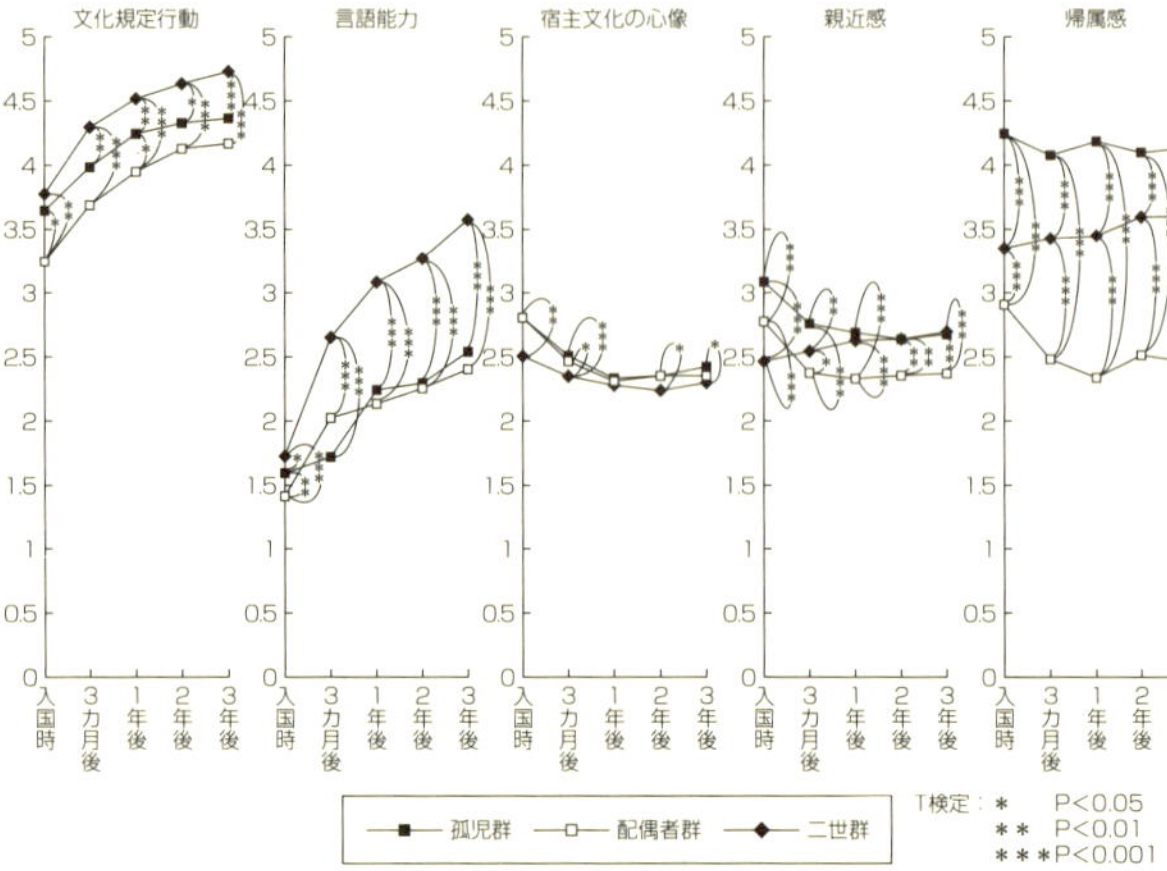

図3　文化受容の各水準の推移[16]

偶者群は二世群と異なる経過を示し、孤児群と配偶者群では定着三カ月ないし一年後にかけて低下し、その後は横這いで経過するのに対して、二世群ではゆっくりと直線的に向上しました。つまり筆者らが仮定したように、文化受容の四つの水準は同時進行するわけではありませんでした。したがって表面的に観察される行動や言葉のみから、対象が文化受容したと即断するのは危険であることがわかります。むしろ表層の文化受容が進行しているにもかかわらず、深層の文化受容が進行していない乖離状態こそ心理的には危機状況であると言えます。

次に、文化受容度の性別推移を見ると図４に示す通りです[16]。孤児群では入国時に女性の文化受容度は男性のそれよりも有意に高く、その後も男性よりも常に上回っていました。配偶者群では、入国時から一年後まで女性の文化受容度は男性のそれとほぼ同等でした。しかし二年後から三年後にかけては、男性の文化受容度は女性のそれよりも僅かに上回るが統計的有意差は見られません。二世群では、全経過を通して、女性の文化受容度は男性のそれよりも上回っていました。特に三カ月後と一年後では、女性の文化受容度は男性のそれに比べて有意に高く見られました。すなわち配偶者を除けば、文化受容度は男性よりも女性の方が高い傾向がありました。

次いで三年後の文化受容度と心理的適応の総合重症度とのピアソン相関を見ると、三群のいずれにおいても有意な負の相関が見られました。つまり三年後の文化受容度は心理的適応と正の相関を示していました。しかし文献的には、文化受容と心理的適応の関係は複雑です。ログラー（Rogler, L.H.）[45]らは、米国に住むメキシコ系住民に

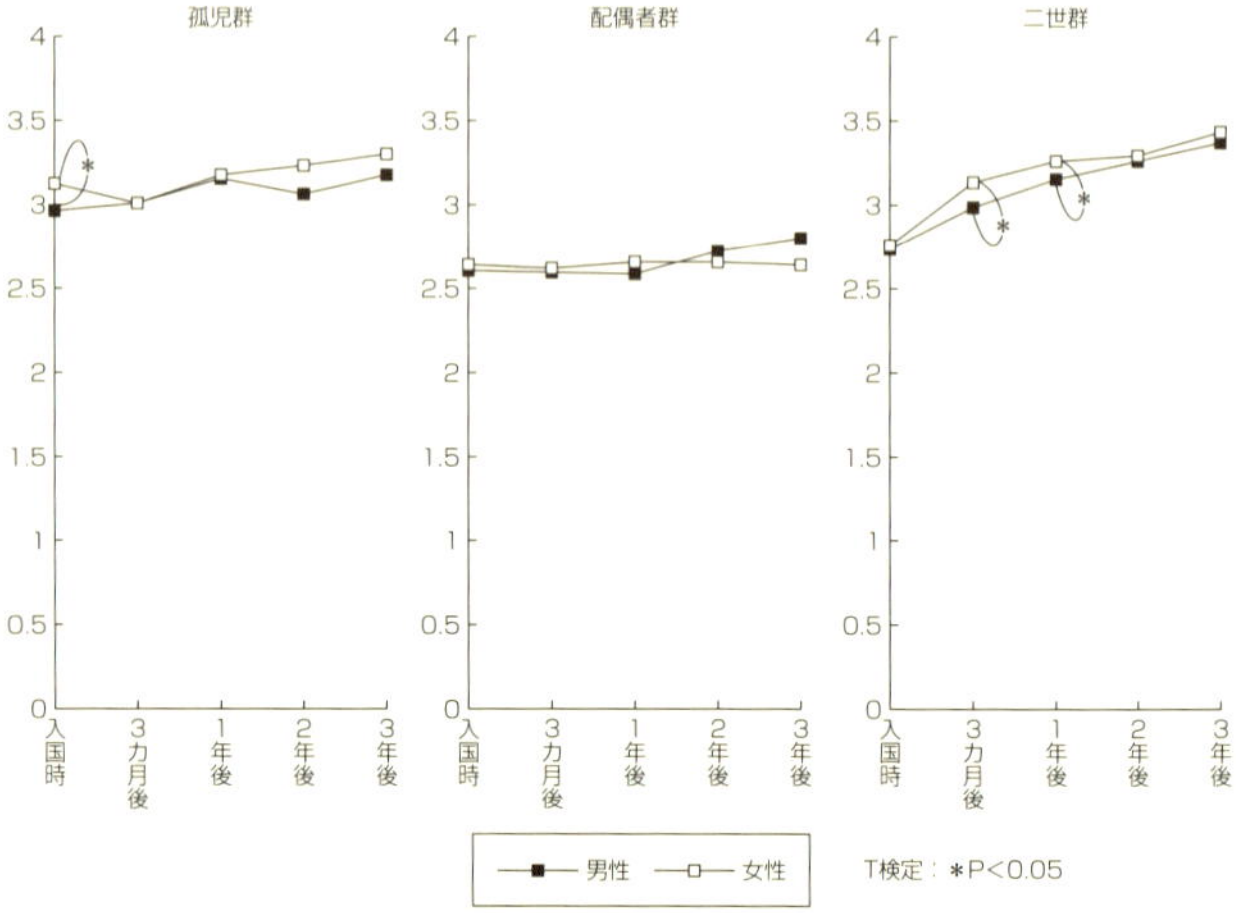

図4　文化受容度の性別推移(16)

おける文化受容と心理的適応との関連性についての文献を通覧し、両者の関連性には、正の関連性、負の関連性、曲線的関連性の三種があるとしています。中国帰国者の場合にも、三年後の文化受容度と心理的適応は正の相関を示していたのですが、図3で示した三年間の文化受容過程は図1で示した心理的適応過程と平行して推移したわけではありませんでした。さらに対象を群別に見ると、心理的適応の程度は文化受容度とは一致していませんでした。たとえば孤児群では文化受容度は良好でしたが心理的適応は最も不良であり、配偶者群では心理的適応は中程度でしたが文化受容度は最も不良でした。このように文化受容と心理的適応との関連性は、時間経過、対象特性などの要因が加わるとさらに複雑になります。

五、移住のインパクトと症状変遷

移住後の精神障害の発症に好発期が存在するか否かについて多くの議論がなされてきました。エドガード（Ødegard, Ø.）[39]及びベーカー（Böker, W.）[5]は、移住者の精神障害の好発期を記載していません。一方、ゴードン（Gordon, E.）[18]及びマルツバーグ（Malzberg, B.）[29]は、初回入院率で見ると、新しい移住者ほど高率であるとしています。コクレイン（Cochrane, R.）[7]ら及びヘフナー（Häfner, H.）[19]らも、移住後早期に発病頻度が高く、その後、漸減するとしています。筆者ら[10]は、移住後の精神障害の発現頻度は二峰性であり、初期最多発期と後期多発期があることを示唆しました。

表1は日本へ移住後に発病した中国帰国者十七例について、移住から発病までの期間を疾病ごとにプロットしたものです[14]。それを見ると、一年未満に発病した人は十七例中九例（五三％）の最多を占めていました。次いで二年目が十七例中四例（二四％）であり、その後は年によって散発していました。このように移住一年未満に精神障害の多発期があります。このことは、先述のゴードン[18]、マルツバーグ[29]、コクレインら[7]、ヘフナーら[19]、筆者ら[10]の報告と一致していました。

さらに病態水準と移住後の発病時期との関係を詳細に見ますと、六カ月以内の発病者は五名であり、そのうち四名は抑うつ反応、一名は不適応反応でした。一年未満の発病者九名を見ても、そのうち五名が抑うつ反応であり、二名が不適応反応、残り二名が統合失調症でした。ところが一年以降の発病者八名を見ると、六名が統合失調症であり、残り二名が不適応反応と抑うつ反応でした。このように病態水準から見ると、抑うつ反応と不適応反応のように軽い病態はより早期に発病し、統合失調症のように重い病態はより後期に発病する傾向が見られました。

表1　疾患別による移住から発病までの期間[14]

1	抑うつ反応	3カ月
2	抑うつ反応	3カ月
3	抑うつ反応	5カ月
4	抑うつ反応	6カ月
5	不適応反応	6カ月
6	統合失調症・妄想型	7カ月
7	統合失調症・妄想型	7カ月
8	不適応反応	9カ月
9	抑うつ反応	10カ月
10	統合失調症・妄想型	1年0カ月
11	不適応反応	1年2カ月
12	統合失調症・緊張型	1年10カ月
13	統合失調症・破瓜型	1年10カ月
14	統合失調症・妄想型	4年9カ月
15	抑うつ反応	6年6カ月
16	統合失調症・妄想型	7年2カ月
17	統合失調症・妄想型	36年11カ月

移住することが個体に与えるインパクトは、移住後の時間の経過とともに軽微になると考えられますから、移住後に時間が経ってから発病する重い病態は、移住のインパクトとは無関係ないし軽微な関係であると考えられます。しかしその考えは、むしろ重い病態がなぜ移住のインパクトの強い移住後早期に発病しないのかを説明できません。このことから重い病態、特に統合失調症が発病するには、個体と環境世界とのより長い時間的かかわりを必要としていることが示唆されます。

ところで月を単位として症状の変遷を見れば、移住して二カ月以内に発病した例はありませんでした。この時期を「無症状期」と呼ぶこととします。先にのべたタイハースト[50]も移住後の二カ月を「逃避的態度の時期」と呼び、この時期には心理的反応は起きないとしています。この「無症状期」の後の三〜六カ月に抑うつ反応が集中的に多発しています。その意味で、この時期を抑うつ反応の好発期と呼んでよいと思われます。移住後七カ月になると、統合失調症・妄想型が二例、さらに一年目にはもう一例が現れます。その後も統合失調症・妄想型が散見されます。すなわち移住後七カ月以降は、統合失調症・妄想型が現れやすくなる時期と見ることができます。

以上のように、表1から移住後の病態変遷を症状レベルで概観すると、「無症状期」に続いて、「抑うつ期」へ、さらに「妄想期」へと移っているように思われます。次に、症状変遷をさらに事例の検討によって明らかにしたいと思います。

（1）「抑うつ反応」の事例[14]

T・H・　四十二歳　中国人女性

生活史の概略：同胞六人中の第五子として中国黒龍江省の農家に生まれました。幼少期に著患はありませんでした。六年間の修学後は家業の農業を手伝っていました。十八歳時に知人の世話で現夫と結婚しました。結婚当時は夫が日本人孤児であることを知りませんでした。夫も農夫でした。その夫との間に一男三女を得ました。病前性格は朗らかで話し好きであったということです。

現病歴：夫が日本人孤児であることが分かり、昭和六十三年に夫と四人の子供と共に日本へ移住しました。初めの四カ月は、ある県の自立訓練センターに入り生活しました。夫や子供達の望んでいた国へ来たことであり、また中国からの仲間も一緒だったこともあって、そのセンターでは苦労知らずで楽しかったということです。その後、東京都内の団地のアパートに定住しました。その頃より、「胃が痛くなったり」、「胸が苦しくなったり」、「頭が痛くなったり」するようになりました。その後さらに、朝の気分が重くなり、それが昼頃まで続き、午後は少し体が動かせるほどでした。夜も熟眠感がなく、しばしば夢を見ました。たとえば、「扉が半分しか開いていない所を苦しく通ったり」、「裸にされて、打たれたり、罰を受けたり」など自責的かつ自罰的な夢を多く見るということでした。さらに、テレビも面白くなくなり、周囲のことが一切煩わしくなり、誰にも会わずにひとりで部屋に閉じこもっていたい心境であるということでした。

この事例では、日本への移住によって、言葉や習慣あるいは親族などあらゆる慣れ親しんだ物や人との別離を契機にして発病した「抑うつ反応」と考えられます。症状変遷から見れば、四カ月間の「無症状期」のあと、五カ月目より身体的違和感を主徴とする「心気症期」が続き、その後「抑うつ期」へと至っています。

(2)「統合失調症・妄想型」の事例(14)

M・K・　三十五歳　二世女性

生活史の概略：中国吉林省にて同胞四人中の第一子として出生しました。父は中国人で、母は日本人です。幼少期に著患はありません。妹の一人は十八歳時に統合失調症・破瓜型に罹患し、中国に居た頃から既に何度も入退院を繰り返し、その後も治療は続けていましたが欠陥統合失調症像を呈していました。Mは優秀な成績で高校を卒業し、働きながら夜間大学へ通い、機械設計を習得しました。大学卒業後は自動車製造工場で働いていました。病前性格は勝気で明るく、友人も多かったということです。三十四歳時に、母親の強い願望であったので、Mは仕方なく両親及び二人の同胞（弟と統合失調症の妹）と共に日本へ移住しました。

現病歴：来日当初は、母親の郷里のN県で生活しました。図5に示しますように、来日三カ月目より頭痛、胸苦しさ、手足のしびれなどの心気症状や不眠などが発現しました。しかしそれらの心気症状は約二週間で回復しました。その後七カ月間、N県の町工場に工員として勤めていました。来日して十一カ月後、日本語を習得してより良い仕事に就きたいと考えて上京しました。昼間部と夜間部の二つの日本語学校を掛け持ちして、懸命に日本語の習得に努めました。しかし上京して二カ月後には、再び頭痛、手足のしびれ、胸苦しさなどの心気症状や不眠が発現しました。上京後三カ月

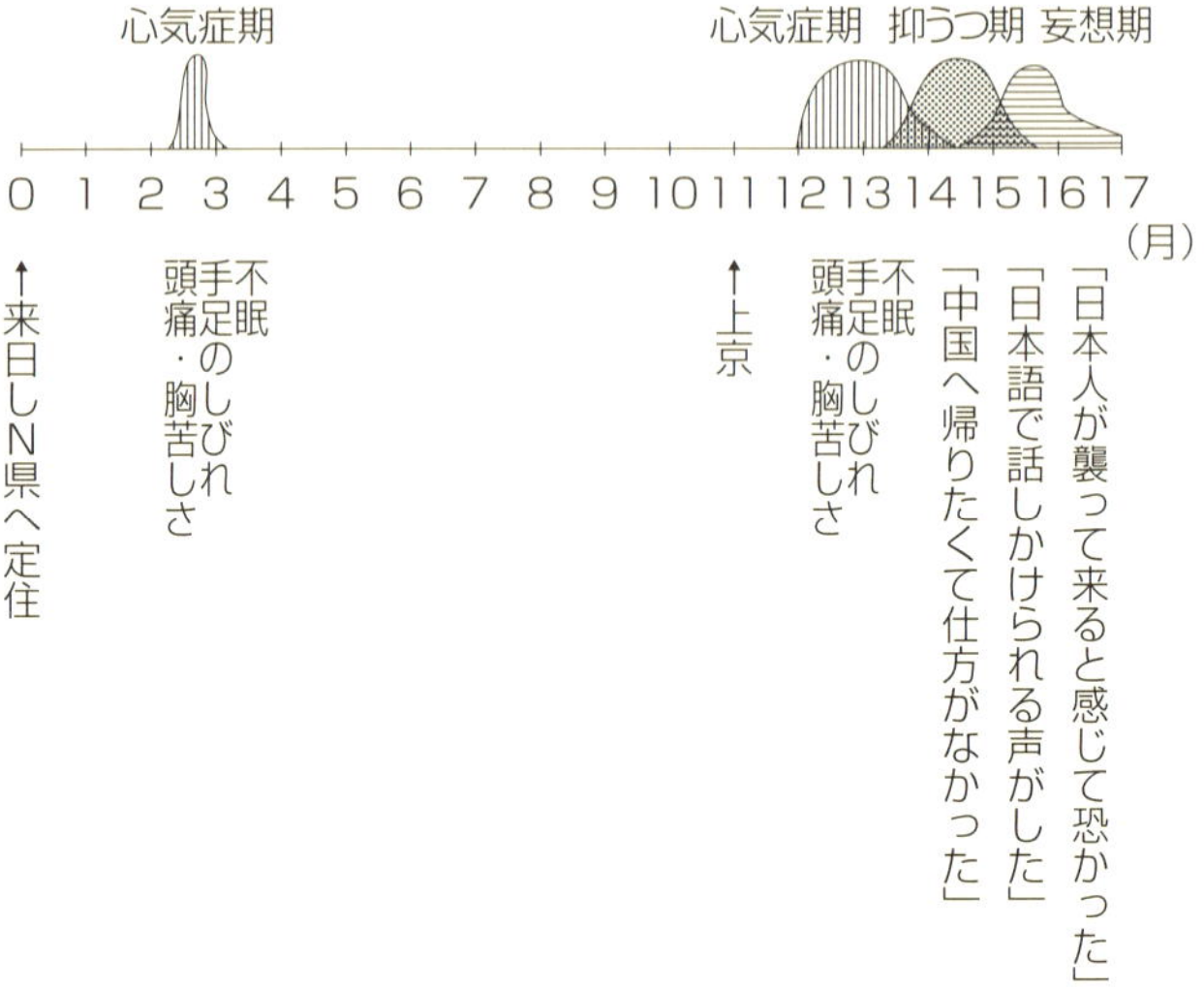

図5　移住後の症状変遷[14]

目には、やや抑うつ的となってきました。上京四カ月目には、懸命な日本語習得の甲斐が現れ、M自身が少し日本に同化し得たと感じるようになったということです。しかしこの時から、Mを日本名で呼ぶ声及び「やはり中国人は駄目ですね」という声が日本語で聞こえるようになりました。また日本人がMを尾行し、窓から侵入してくるという恐怖感に怯えるようになりました。このような幻覚妄想状態に至ったために都内の精神病院にて三カ月間の入院治療を受けました。退院後は、都立病院精神科にて通院治療を受けていました。

この事例では、Mは民族同一性を巡る葛藤状況にあったと考えられます。来日後、日本への同化のために過剰同一化とも言える試みをし、その結果、急性の民族同一性の混乱を来し、精神病的世界へ陥ったと考えられます。その精神病的世界の中で、Mの中国人性も日本人性の象徴としての日本人名も共に自我に受け入れられないものとして外界に投影され、幻聴として体験されるようになったと解釈することができます。

シャルフェッター（Scharfetter, C.）[47]は、その自我―精神病理学の立場から「未知なるものとの直面、或いは変化を強いられる状況が妄想形成に関与する」と述べています。ところで表1に見る統合失調症八例の病型は、六例（七五％）が妄想型であり、破瓜型と緊張型はそれぞれ僅か一例ずつしか見られませんでした。メーズィー[31]は、難民のような移住者に見られる統合失調症は妄想症状を示す傾向が強いと報告しています。また筆者[11]も、ハワイ日系一世と二世の統合失調症者十六例のうち十四例（八八％）が妄想型であったことを報告しています。このように移住者の置かれた社会文化状況と統合失調症者の妄想産出性には関連性があることが想定されます。

ところで、この事例を症状変遷のレベルで見ると図5に示したように来日後二カ月間は「無症状期」であり、その後一過性の「心気症期」が発現します。上京後二カ月目より再び「心気症期」→「抑うつ期」→「妄想期」へと変遷しています。

以上、移住から発病までの期間から見ると軽い病態ほど早くに発病し、重い病態ほど遅く発病します。またそれを症状レベルで見ると、移住後二カ月間の「無症状期」があり、その後「心気症期」→「抑うつ期」→「妄想期」へと変遷することについて少し考えてみたいと思います。

ヴェイラント（Vaillant, G.）[51]は、防衛機制には個体の成熟度によって階層があり、レベルⅠ、レベルⅡ、レベルⅢ、レベルⅣに区分されるとしています。表2に見られますように、レベルⅠは精神病的防衛機制であり、否認、歪曲、妄想的投影などです。レベルⅡは未熟防衛機制であり、幻想、投影、心気症、受動的攻撃行動、行動化など

表2　防衛機制の成熟度の階層（Vaillant, G.）[51]

レベルⅠ	精神病的防衛機制 外的現実の否認、歪曲、妄想的投影
レベルⅡ	未熟防衛機制 幻想、投影、心気症、受動的攻撃行動（自虐）、行動化
レベルⅢ	神経症的防衛機制 知性化（分離、強迫行動、打ち消し、合理化）、 抑圧、反動形成、置き換え（転換、恐怖症、ウィット） 解離（神経症的否認）
レベルⅣ	成熟防衛機制 昇華、愛他主義、禁圧、予測、ユーモア

です。レベルⅢは神経症的防衛機制であり、知性化、抑圧、反動形成、置き換え、解離などです。レベルⅣは成熟防衛機制であり、昇華、愛他主義、禁圧、予測、ユーモアなどです。彼によれば、心気症はレベルⅢの神経症的防衛機制よりも成熟度の低い防衛機制であるレベルⅡの未熟防衛機制とされています。しかし土居[9]によれば、心気症に見られる「身体化」をより低級な防衛機制と見ることは精神を神に肉体を悪魔に近いものとしたキリスト教文化の文脈において理解されるべきものであり、臨床的にはいわれのないことであるどころか、「身体化」こそ再健康化への機制

でありうるとしています。また中井(35)は、統合失調症の身体症状の発現を「精神分裂病の発病を身体が全力をあげて阻止しようとしている」として、身体化が統合失調症の防衛機制であることを示唆しています。このように考えれば、事例2のMが来日後三カ月目に「心気症期」のみで頓挫したことは、身体化による再健康化に成功したものと言うことができます。このように心気症に見られる身体化をより成熟した防衛機制と見るならば、移住後二カ月間の「無症状期」とその後に起る「心気症期」→「抑うつ期」→「妄想期」へと至る症状変遷は、防衛機制の成熟度の階層から言えば、初めは成熟度の高い防衛機制を用いるが、それが破綻すると、より未熟で病的な防衛機制を用いるようになる過程であると言えます。また移住から発病までの期間を見ると軽い病態ほど早く重い病態ほど遅く発病する傾向がありましたが、そのことも個体の防衛機制の階層性から言えば、軽い病態は成熟度の高い防衛機制で防衛に成功している個体の示す病態であり、重い病態は成熟度の低い防衛機制をも使わざるを得なくなった個体の示す病態であると言えます。

六、診療上の留意事項

サリバン（Sullivan, H.S.）[48]は、「面接過程やそこでの変化は、患者に起こるのでもなければ、観察者に起こるのでもない。それは両者の間に造り出された状況の中で起るのである」と述べています。面接者と被面接者がそれぞれに人種的ないし社会文化的背景が異なる場合には、それらもまた面接状況に反映されるであろうと考えられます。このことは、治療者と患者の間の民族的ないし人種的背景が異なる場合、とくに両者の間の民族的ないし人種的偏見が大きければ大きいほど、それらは面接状況に大きな影響を及ぼします。すなわち面接状況及びその過程は、面接者と被面接者の民族的あるいは人種的背景や社会文化的背景とは無関係には成立しません。言い換えれば、面接状況は面接者と被面接者が共に投企されている社会文化状況とは無関係に密室のように存在しているわけではなく、その状況の中で、それとは不可分の一場面を構成していると考えられます。

このような面接状況は診断過程にも影響を与えます。最も留意すべきは了解性の問題です。治療者は患者の置かれた困難な社会文化状況を知れば知るほど、感情移入が深まり、了解性が拡散していく危険があることです。さらに患者もまた自己の精神病理現象を自らの文化体系から了解可能なこととして説明しようとします。このことは治療者をして統合失調症の診断を誤らせる危険に陥れます。

また治療者と患者の文化体系、価値体系、思考体系が異なる場合には、どのような精神療法が可能であるか、もし可能であるとすればどのように行われるべきであるかについての体系的研究は見られません。しかしキンジー（Kinzie, D.J.）[24]は、アメリカ・インディアン及びマレーシアその他のアジア諸国での治療経験から、異なる文化間での精神療法が有効に行われるためには、次の三点が重要であるとしています。

①西欧医学モデルを治療に適用することには議論があるが、全体的な精神医療の一部として、医学モデルに基づく治療（薬物療法を含む）を適切に用いること、

②表情や身振りなどに現れる非言語的情報を的確に把握すること、
③患者の内面的主観的世界にできるだけ近づき理解するように努めることです。
最近クラインマン（Kleinman, A.）[25]が慢性の病いを持つ者に対して微小民族誌的方法として、民族誌学者がその土地の人々の見方からものごとを理解しようとするように、患者の病い（illness）の生きられた経験の中に治療者がその身を置くことの重要性を強調しています。この微小民族誌的方法は、キンジー[24]の第三点とも共通するところであり、異文化間精神療法においても有効であると考えられます。

引用・参考文献

〈第二章〉

（1）秋元波留夫：日本の精神衛生が歩んだ道。日本精神衛生会編：日本の精神衛生。日本精神衛生会、一九七三年

（2）C.W.ビーアズ（江畑敬介訳）：わが魂にあうまで。星和書店、東京、一九八〇年

（3）G.カプラン（山本和郎訳、加藤正明監修）：地域精神衛生の理論と実際。医学書院、東京、一九六八年

（4）精神保健福祉研究会監修：我が国の精神保健福祉（精神保健福祉ハンドブック）。平成十三年度版、太陽美術、二〇〇二年

〈第三章〉

（1）E.H.アッカークネヒト（石川　清訳）：精神医学小史。医学書院、東京、一九七六年

（2）S.フロイト（高橋義孝、他訳）：文化への不満。フロイト著作集3。人文書院、京都、一九六九年

（3）Maslow, A. H.: Toward a psychology of being.（上田吉一訳：完全なる人間—魂のめざすもの—。誠信書房、東京、一九九八年）

（4）H.B.M.マーフィー（内沼幸雄、他訳）：比較精神医学。星和書店、東京、一九九二年

（5）W-S.ツェン、J.F.マックデルモットJr.（江畑敬介、他訳）：文化と心の臨床。星和書店、東京、一九八四年

〈第四章〉

（1）江畑敬介、曽文星、江川緑：中国帰国者の適応過程に関するプロスペクティブ・スタディ（第3報）—文化受容過程—。社会精神医学15：一八六—一九五、一九九二年

（2）江畑敬介：異文化適応の側面からみた中国帰国者の問題。こころの臨床アラカルト13（増刊号）：三三—三七、一九九四年

（3）Murphy, H.B.M. : Migration, culture and mental health. Psychol Med 7 : 677-684, 1977

（4）Ødegard, Ø. : Emigration and insanity. Acta Psychiatry. Scand. Supplement, 4, 1932

（5）Oberg, K. : Cultural shock and the problem of adjustment to a new environment. Department of States, Washington D.C., 1958

（6）杉山章子、大西守、森山成林：外国人精神障害者の診療上の問題点と対応策—全国医療機関へのアンケート調査から—。厚生科学研究「異文化適応障害に対する精神保健医療システムに関する研究」報告書、一九九四年

（7）Tyhurst, L. : Displacement and migration. A study in social psychiatry. Am J Psychiatry 107 : 561-568, 1951

〈第五章〉

(1) Adler, P.S. : The Transitional Experience : An Alternative View of Culture Shock. J Humanistic Psychology 15 : 13-23, 1975

(2) Alderete, E., Vega, W.A., Kolody, B., et al. : Lifetime Prevalence of and Risk Factors for Psychiatric Disorders Among Mexican Migrant Farmworkers in California. Am J Public Health 90 : 608-614, 2000

(3) Bhugra, D. : Migration and schizophrenia. Acta Psychiatr Sccad 102 (Suppl 407) : 68-73, 2000

(4) Bloom, J. : Migration and psychopathology of Eskimo women. Am J Psychiatry 130 : 446-449, 1973

(5) Böker, W. : Psychiatrie der Gastarbeiter. In : Psychiatrie der Gegenwart, Bd.III, Springer, Berlin, 1975

(6) Cochrane, R. : Mental illness in immigrants to England and Wales : An analysis of mental hospital admissions 1971. Soc Psychiatry 12 : 25-35, 1977

(7) Cochrane, R., Stopes-Roe, M. : Psychological and Social Adjustment of Asian Immigrants to Britain : A Community Survey. Soc Psychiatry 12 : 195-206, 1977

(8) Dean, G., Walsh, D., Downing, H., et al : First admission of native-born and immigrants to psychiatric hospitals in Southeast England 1976. Br J Psychiatry 139 : 506-512, 1981

(9) 土居健郎：中井論文(35)に所収

(10) Ebata, K., Yoshimatsu, K., Miguchi, M., et al. : Impact of migration on onset of mental disorders in relation to duration of residence. Am J Soc Psychiatry 3 : 25-32, 1983

(11) 江畑敬介：三世代のハワイ日系分裂病者の妄想内容と病型について。内沼幸雄編：分裂病の精神病理14、東京大学出版会、東京、一九八五年

(12) Ebata, K., Miyake, Y. : A mental health survey of the Vietnamese refugee in Japan. Int J Soc Psychiatry 35 : 164-172, 1989

(13) 江畑敬介、曽　文星、江川　緑：中国帰国者の適応過程に関するプロスペクティブ・スタディ（第3報）—文化受容的側面（入所時調査）—。社会精神医学15：一八六-一九五、一九九二年

(14) 江畑敬介：移住のインパクトと病態変遷。臨床精神医学22：一六七-一七二、一九九三年

(15) 江畑敬介、曽　文星、箕口雅博：中国帰国者の適応過程に関するプロスペクティブ・スタディ（第5報）—中国語簡易精神症状尺度から見た3年間の適応過程—。日社精医誌4：一三九-一五五、一九九六年

(16) 江畑敬介、曽　文星：中国帰国者の適応過程に関するプロスペクティブ・スタディ（第6報）—3年間の文化受容過程—。日社精医誌5：四八-六二、一九九六年

(17) フロイト（井村恒郎、小此木啓吾、他訳）：悲哀とメランコリー。フロイト選集6。人文書院、京都、一九七〇年

（18）Gordon, E. : Mentally Ill West Indian Immigrants. Brit J Psychiatry 11 : 877-887, 1965

（19）Häfner, H., Moscher, G., Ozek, M. : Psychiatrische Stöungen bei turkishe Gastarbeitern, Eine prospektiv-epidemiologische Studie zur Untersuchung der Reaktion auf Einwanderung und partielle Anpassung. Nervenarzt 48 : 268-275, 1977

（20）Häfner, H. : Psychiatrische Mobilität von Gastarbeitern in Mannheim. Nervernarzt 51 : 672-683, 1980

（21）Häfner, H. : Depressive Syndrome bei Gastarbeitern in Mannheim. Schweiz Arch Neurol Neurochir Psycyiatr 128 : 53-73, 1982

（22）Hurh, W.M., Kim, K.C. : Correlates of Korean Immigrants' Mental Health. J Nerv Ment Dis 178 : 703-711, 1990

（23）Hussain, M.F. : Race related illness in Vietnamese refugees. Int J Soc Psychiatry 30 : 153-156, 1984

（24）Kinzie, D.J. : Lessons from Cross-cultural Psychotherapy. Am J Psychother 32 : 510-520, 1978

（25）Kleinman, A. : The Illness Narratives : Suffering, Healing, and the Human Conditon（江口重幸、五木田紳、上野豪志訳：病いの語り。誠信書房、東京、一九九六年）

（26）Koranyi, E.K. : Patterns of Acculturation in New Immigrants. Israel Annals of Psychiatry&Related Disciplines 11 : 129-133, 1973

(27) Lin, K-M., Tazuma, L., Masuda, M. : Adaptation problems of Vienamese refugees : Health and mental health status. Arch Gen Psychiatry 36 : 955-961, 1979

(28) Malzberg, B. : Mental disease among native and foreign-born whites in New York State. Am J Psychiatry 93 : 127-137, 1936

(29) Malzberg, B. : Mental disease among foreign-born in Canada, 1950-1952, in relation to period of immigration. Am J Psychiatry 120 : 971-973, 1964

(30) Mavreas, V., Bebbington, P. : Greeks, British Greek Cypriots and Londoners : a comparison of morbidity. Psychol Med 18 : 433-442, 1988

(31) Mezey, A. : Psychiatric illness in Hungarian refugees. J M Sci 106 : 628-637, 1960

(32) Mortensen, P.B., Cantor-Graae, E., Mcneil, T.F. : Increased rates of schizophrenia among immigrants : some methodological concerns raised by Danish findings. Psychol Med 27 : 813-820, 1997

(33) Murphy, H.B.M. : Migration and the major mental disorders : A reappraisal. In : Zwingmann, C.A., Pfister-Ammende, M.ed. : Uprooting and after. Springer, New York, 1973

(34) Murphy, H.B.M. : Migration, culture and mental health. Psychol Med 7 : 677-684, 1977

(35) 中井久夫：精神科の病いと身体―主として分裂病について―。季刊精神療法11：一一二一−一一三〇、一九八五年

(36) Noh, S., Speechley, M., Kaspar, V., et al. : Depression in Korean Immigrants in Canada I. Methods of the Study and Prevalence of Depression. J Nerv Ment Dis 180 : 573-577, 1992

(37) Noh, S., Wu, Z., Speechley, M.et al. : Depression in Korean Immigrants in Canada II.Correlates of Gender, Work, and Marriage. J Nerv Ment Dis 180 : 578-582, 1992

(38) Oberg, K. : Cultural Shock : Adjustment of New Cultural Environments. Practical Anthropology 7 : 177-182, 1960

(39) Ødegard, Ø. : Emigration and insanity. Acta Psychiatr Neur Suppl, 4 : 1-206, 1932

(40) Priebe, S., Bauer, M., Rohrbeck, S., usw. : Psychische Störung bei Übersiedlern. I. Vorgeschichte, Symptomatik und diagnostische Einordnung. Psychiatrische Prax 17 : 180-183, 1990

(41) Ranney, M. : On insane foreigners. Am J Psychiatry 7 : 53-63, 1850

(42) Ristner, M., Ponizovsky, A., Kurs, R., et al. : Somatization in an Immigrant Population in Israel : A Community Survey of Prevalence, Risk Factors, and Help-Seeking Behavior. Am J Pscychiatry 157 : 385-392, 2000

(43) Ristner, M., Ponizovsky, A., Nechamkin, Y., et al. : Gender Differences in Psychosocial Risk Factors for Psychological Distress Among Immigrants. Compr Psychiatry 42 : 151-160, 2001

(44) Robertson, J. : prevalence of insanity in California. Am J Psychiatry 60 : 75-88, 1903

(45) Rogler, L.H., Cortes, D.E., Malgady, R.G. : Acculturation and mental health status among Hispanics. Convergence and new directions for research. Am Psychol 46 : 585-597, 1991

(46) Salmon, T. : The relation of immigration to the prevalence of insanity. Am J Psychiatry 64 : 53-71, 1907

(47) Scharfetter, C. : General Psychopathology. Cambridge University Press, London, 1980

(48) Sullivan, H.S. : The Psychiatric Interview.W.W.Norton, N.Y., 1970

(49) Takeuchi, D.T., Chung, R.C-Y., Min, K-M., et al. : Lifetime and Twelve-Month Prevalence Rates of Major Depressive Episodes and Dysthymia Among Chinese Americans in Los Angeles. Am J Psychiatry 155 : 1407-1414, 1998

(50) Tyhurst, L. : Displacement and migration-a study of social psychiatry. Am J Psychiatry 107 : 561-568, 1951

(51) Vaillant, G. : Adaptation to Life. Little Brown and Company, Boston, 1974

(52) Westermeyer, J., Neider, J., Vang, T.F. : Acculturation and mental health : A study of Hmong refugees at 1.5 and 3.5 years postmigration. Soc Sci Med 18 : 87-93, 1984

(53) Westermeyer, J., Neider, J., Callies, A. : Psychosocial adjustment of Hmong refugees during their first decade in the United States. A longtudinal study. J Nerv Ment Dis 177 : 132-139, 1989

初出一覧

（本書は以下の論文と講演内容を大幅に加筆修正しました）

第一章　心の健康とは

（こころの健康ミニ知識（改訂版）、東京都、六‐一一、一九九七）

第二章　精神保健についての基本知識

（改訂・精神保健福祉士養成セミナー　精神保健学、へるす出版、一‐一二、一九九八）

第三章　文化と精神障害

（平成十一年精神研都民講座での講演）

第四章　現代における異文化適応と不適応

（現代の精神保健、放送大学教育振興会、五九‐七一、一九九五）

第五章　異文化適応と精神障害

（精神神経学雑誌一〇四巻四号、二七八‐二九一、二〇〇二）

著者紹介

江畑クリニック院長
医学博士　江畑敬介（えばた けいすけ）

1965年　金沢大学医学部卒業
1970年　金沢大学大学院修了
1971～1974年　富山県立中央病院神経科医員
1974～1977年　米国にて精神科臨床研修医修了
1977～1983年　東京都精神医学総合研究所社会精神医学研究員
1983～1989年　東京都立松沢病院精神科医長
1989～1996年　同　部長
1996～2001年　東京都立中部総合精神保健福祉センター所長
2001年以降　江畑クリニック院長

＜主な学会役員等＞
東京都精神医学総合研究所　客員研究員
日本精神衛生会　理事
日本社会精神医学会　理事
日本精神障害者リハビリテーション学会　会長

＜主な著訳書＞
「わが魂にあうまで」（訳）　星和書店，1980
「文化と心の臨床」（共訳）　星和書店，1984
「救急精神医療」（共著）　医学書院，1988
「分裂病の病院リハビリテーション」（共編）　医学書院，1995
「移住と適応」（共編）　日本評論社，1996

心の健康と文化
2003年3月24日　初版第1刷発行

著　者　江　畑　敬　介
発行者　石　澤　雄　司
発行所　株式会社 星　和　書　店
東京都杉並区上高井戸1－2－5　〒168－0074
電話　03(3329)0031（営業部）／03(3329)0033（編集部）
FAX　03(5374)7186

　Printed in Japan　ISBN 4－7911－0496－X